reinhardt

Marc Schmidt

Kontextoptimierung für Kinder von 3–6 Jahren

85 Praxiseinheiten für die Förderung grammatischer Fähigkeiten

3., überarbeitete Auflage

Mit einem Vorwort von Hans-Joachim Motsch

Mit 59 Abbildungen und 1 Tabelle

Ernst Reinhardt Verlag München

Dr. *Marc Schmidt* ist Direktor des Centre de Logopédie, Luxemburg.

Ebenfalls vom Autor im Ernst Reinhardt Verlag erschienen:

Sprachtherapie mit mehrsprachigen Kindern
ISBN 978-3-497-03068-2 (Print)
ISBN 978-3-497-61500-1 (PDF-E-Book)
ISBN 978-3-497-61535-3 (EPUB)

Kinder in der Kita mehrsprachig fördern
ISBN 987-3-497-02754-5 (Print)
ISBN 978-3-497-60468-5 (PDF-E-Book)
ISBN 978-3-497-60985-7 (EPUB)

Bibliografische Information der Deutschen Nationalbibliothek

Die Deutsche Nationalbibliothek verzeichnet diese Publikation in der Deutschen Nationalbibliografie; detaillierte bibliografische Daten sind im Internet über <http: //dnb.d-nb.de> abrufbar.
ISBN 978-3-497-03114-6 (Print)
ISBN 978-3-497-61562-9 (PDF-E-Book)
3., überarbeitete Auflage

Printed in EU
Covermotiv unter Verwendung eines Fotos von Marc Schmidt
Satz: Bernd Burkart; www.form-und-produktion.de

Ernst Reinhardt Verlag, Kemnatenstr. 46, D-80639 München
Net: www.reinhardt-verlag.de E-Mail: info@reinhardt-verlag.de

Inhalt

Grundlagen

Praxiseinheiten

Abkürzungen und Erläuterungen

Akt.	Aktivität
K	Kind (bzw. K1, K2, wenn darauf verwiesen wird, dass es sich um unterschiedliche Kinder handelt) KO Kontextoptimierung
NP	Nominalphrase
P	Präposition
PMS	Phonembestimmtes Manualsystem (Schulte 1974)
PP	Präpositionalphrase
Pro.	Produktion
Ref.	Reflexion
Rez.	Rezeption
S	Subjekt
SVK	Subjekt-Verb-Kongruenz
T	Therapeut bzw. jede erwachsene Person, die die Aktivität durchführt
Unterstrichen	wird besonders betont ausgesprochen
V	Verb
V2	Verbzweitstellung
X	unterschiedliche Elemente, zumeist ein Objekt oder ein Adverb
/	Pause

„…der mit dem Wolf tanzt" – ein persönliches Vorwort zur 1. Auflage

Natürlich ist Marc Schmidt nicht Kevin Costner, und er tanzt auch nicht mit dem Wolf. Aber wenn mich jemand fragt, welcher Therapeut die von mir entwickelte Kontextoptimierung am besten verstanden, umgesetzt und weiterentwickelt hat, dann würde er mir einfallen. 2005 habe ich ihn als Teilnehmer eines Weiterbildungs-Workshops über Kontextoptimierung im Centre de Logopédie in Luxemburg kennengelernt. Zu diesem Zeitpunkt war Marc Schmidt bereits „Kontextoptimierer". Er hatte die Methode von der Buchform ausgehend ausprobiert und die Erfolge bei den Kindern wahrgenommen. Er begann die Methode zu verinnerlichen und therapeutisch zu leben. Ich durfte ihn mehrere Jahre in seiner Arbeit mit drei- bis sechsjährigen Vorschulkindern begleiten und seine reflektierte und kreative Arbeitsweise schätzen lernen.

Nun öffnet er die Schatztruhe seiner therapeutischen Erfahrungen und macht sie für jede interessierte Leserin nachvollziehbar und „nachtherapierbar". Sein Buch „Kontextoptimierung für Kinder von 3 bis 6 Jahren" ist nach „Kontextoptimierung" (Motsch 2017) und „Kontextoptimierung im Unterricht" (Berg 2018) eine wertvolle Erweiterung und Ergänzung des therapiedidaktisch aufbereiteten Know-hows für alle Sprachtherapeutinnen, die mit spezifisch sprachentwicklungsgestörten Kindern im Vorschulalter arbeiten.

Das Buch führt gradlinig, schnörkellos und immer mit vielen konkreten Beispielen zu den wesentlichen Fragen früher Sprachtherapie. Vor dem gewichtigen Hauptteil, der mit zahlreichen Fotos und allen notwendigen Planungshinweisen 85 Therapieeinheiten für die wesentlichen grammatischen Regeln enthält, reflektiert der Autor Komponenten und Auswahlkriterien erfolgreicher Therapie, Fragen des Therapiesettings, der Intensität und der Berücksichtigung vorhandener Mehrsprachigkeit. Danach legt er seine Vorgehensweise offen, die von der Analyse sprachlicher Kompetenzen zur Planung der Therapieeinheiten führt.

Der Anspruch des Buches beschränkt sich nicht auf die Darstellung einiger wertvoller Therapiebeispiele. Die 85 nachvollziehbaren Therapiestunden dokumentieren einen reflektierten, begründeten und erprobten Aufbau in der kontextoptimierten Therapie grammatisch gestörter Vorschulkinder. Somit werden sie zum Herzstück eines strukturierten Therapiehandbuches, das in der Hand jeder kompetenten Therapeutin adaptierbar und übertragbar auf andere Settings, auch auf die Einzeltherapie und andere Kindformate bleibt.

Die zentrale Message dieser begeisternden Publikation ist aber, dass grammatische Therapie für alle relevanten Therapieziele bereits vor dem Schuleintritt erfolgreich abgeschlossen werden kann und dass dies auch in der ohnehin effizienteren Gruppentherapie möglich ist. Dies konnte der Forscher Schmidt in einer randomisierten und kontrollierten großen Interventionsstudie für die frühen grammatischen Regeln nachweisen. Dieses Ergebnis gibt wiederum dem Therapeuten Marc Schmidt, aber auch allen Sprachtherapeutinnen, die von seinen Erfahrungen profitieren, die Gewissheit, auf dem richtigen Weg zu sein.

Köln, im März 2011
Univ.-Prof. Dr. Hans-Joachim Motsch

Einleitung

Der Erwerb grammatischer Fähigkeiten bereitet spracherwerbsgestörten Kindern erhebliche Probleme und bringt den Sprachtherapeuten oft zur Verzweiflung.

Die vorliegende Publikation soll sehr praxisnah aufzeigen, wie spracherwerbsgestörte Kinder in einem überschaubaren Zeitrahmen wesentliche grammatische Kompetenzen aufbauen können. An erster Stelle wendet sie sich demnach an Sprachtherapeuten, die sich mit Fragen der ***Therapieeffektivität*** auseinandersetzen.

Folgende Fragen stehen im Mittelpunkt:

- Können kurzfristige Lernfortschritte im Erwerb zentraler grammatischer Fähigkeiten durch sprachtherapeutische Maßnahmen erwartet werden?
- Inwieweit sind die Fortschritte auf einen allgemeinen Reifungsprozess oder auf allgemeine Fördermaßnahmen zu Hause und in der Klasse zurückzuführen?
- Wie sieht das Verhältnis zwischen Therapieaufwand und Therapienutzen aus?

Vor dem Hintergrund dieser Fragestellungen werden effektive sprachtherapeutische Konzepte gefordert, d. h. Konzepte, die nachweisbare Lernfortschritte in einem überschaubaren Zeitrahmen ermöglichen. Solche Konzepte werden aber nicht nur vom Therapeuten, sondern – berechtigterweise – auch von den Eltern verlangt. Zudem ist es wichtig, dass der Effizienz- und Effektivitätsnachweis gegenüber Krankenkassen eindeutig belegt werden kann (Schroder / Stadie 2011), was ein kritisches Auseinandersetzen mit den verschiedenen Therapiekonzepten unabdingbar macht.

Die Publikation wendet sich aber auch an Sprachtherapeuten, die sich einen ***anschaulichen und detaillierten Aufbau therapeutischer Einheiten*** wünschen, und dies bezogen auf die zentralen grammatischen Schwerpunkte der Therapie spracherwerbsgestörter Kinder.

In 85 Therapieeinheiten werden der Erwerb der Subjekt-Verb-Kongruenz, der Verbzweitstellung, der Verbendstellung in subordinierten Nebensätzen und des Kasus ausführlich dargestellt und anhand von Fotos illustriert. Die Therapieeinheiten stammen aus langjähriger Praxiserfahrung und haben innerhalb einer randomisierten und kontrollierten Interventionsstudie ihren Bewährungstest bestanden. Die Kinder der Experimentalgruppen konnten kurzfristig höchst signifikante Lernfortschritte erzielen (→ Kap. 3.2).

Im Mittelpunkt steht die Umsetzung des von Prof. Dr. H. J. Motsch an der Universität zu Köln und der Pädagogischen Hochschule Heidelberg entwickelten Therapiekonzepts *Kontextoptimierung* (2017). Im Rahmen der eben erwähnten Interventionsstudie wurde die Therapie am Centre de Logopédie in Luxemburg (Schule für Kinder mit Förderbedarf Sprache) mit spracherwerbsgestörten Kindern im Kindergarten umgesetzt und wissenschaftlich begleitet. Als Zielpopulation wurden Kinder im Vorschulalter ausgewählt, weil zunehmend eine *frühe Therapie* gefordert wird, aus entwicklungspsychologischen, neuropädagogischen und ökonomischen Gründen, um schnelle Lernfortschritte zu ermöglichen, die schulischen und beruflichen Perspektiven der Kinder zu verbessern und die Folgekosten zu reduzieren. Genaue Informationen über Planung, Durchführung, Auswertung und Schlussfolgerungen der Studie sind in der Inauguraldissertation (Schmidt 2010), bzw. in zwei Artikeln in Fachzeitschriften (Motsch / Schmidt 2009; Motsch / Schmidt 2010) nachzulesen. Innerhalb der vorliegenden Publikation werden aus diesem Grund nur elementare Daten aufgegriffen. Die Umsetzung der kontextoptimierten Therapie in der frühen Kindheit (mit drei- bis sechsjährigen Kindern) wird im 3. Kapitel ausführlich erläutert.

Im Blickpunkt des 1. Kapitels steht der Erwerb früher grammatischer Fähigkeiten. Besonders der Einfluss des entwicklungsadäquaten Inputs, der in vielen Therapiekonzepten eine entscheidende Rolle spielt, wird diskutiert. Die Bedeutung semantischer und metasprachlicher Komponenten in einer frühen Entwicklungsphase wird anschließend ebenso reflektiert, wie die Ausrichtung der Therapie nach wesentlichen grammatischen Schwerpunkten. In kurzer Form wird auf die Besonderheiten des Zweitspracherwerbs eingegangen.

Im 2. Kapitel steht die Therapie spracherwerbsgestörter Kinder im Mittelpunkt und wird in Kontrastierung zu allgemeinen Fördermaßnahmen beleuchtet. Des Weiteren wird auf die Vor- und Nachteile der Einzel- und Gruppentherapie, auf die Besonderheiten der Frühtherapie und der Therapie im mehrsprachigen Umfeld und auf Aspekte der Therapieintensität hingewiesen.

Das 4. Kapitel stellt den größten Teil der Publikation dar.

> Ziel ist es, dem Sprachtherapeuten nicht nur einen Fundus an Therapieideen zur Verfügung zu stellen oder die Praxisbausteine der Therapie beispielhaft aufzuzeigen, sondern ein ausführliches und in chronologischer Reihenfolge dargestelltes, ***komplettes Set an Therapieeinheiten*** zu bieten, das in der Praxis über Jahre erprobt und auf der Basis der Lernfortschritte der Kinder ausgewertet wurde.

Die 85 Therapieeinheiten gehen in der Regel über den maximal erforderlichen Therapieaufwand hinaus, der notwendig ist, um die zentralen grammatischen Strukturen der deutschen Sprache zu erwerben. Dieser maximale Aufwand bezieht sich auf Kinder mit Spracherwerbsstörungen schwersten Grades (→ Kap. 1). Dem Therapeuten liegt somit ein Therapieaufbau vor, welcher „nur" im Laufe der Therapie an die Zielpopulation angepasst werden muss. Die (leicht zu realisierenden) Maßnahmen zur Feinabstimmung der Therapie werden im 3. Kapitel aufgegriffen. Zudem liefern die 85 Einheiten eine umfangreiche Basis, um neue Therapieeinheiten durch die Kombination von Ideen und Formaten zusammenzustellen.

Seit 2004 habe ich mich intensiv mit dem Konzept „Kontextoptimierung in der Vorschule" auseinandergesetzt. Zustimmung fand ich sehr schnell: nachweisbare Lernfortschritte der Kinder, bestätigendes Kopfnicken der Eltern, in der Klassenlehrerin Sonia Ferrari eine motivierte „Mitstreiterin" und in Professor Motsch einen sehr engagierten „Supervisor". Schlussfolgernd möchte ich mit den Worten von Margit Berg (2018, 13) schließen, die als Erste eine größere Interventionsstudie über Kontextoptimierung durchgeführt hat: „Es lohnt sich!"

Um einen besseren Lesefluss zu ermöglichen, werden personenbezogene Bezeichnungen in männlicher Form benutzt; diese schließen aber natürlich immer beide Geschlechter mit ein.

Grundlagen

1 Wichtige Komponenten der frühen Sprachtherapie

1.1 Der Sprachinput im Fokus der Sprachtherapie

Spracherwerbsgestörte Kinder werden in ihrer alltäglichen Kommunikation mit einem sprachlichen Input konfrontiert, welcher sich nicht grundlegend von demjenigen unauffälliger, gleichaltriger Kinder unterscheidet. Trotzdem sind sie nicht in der Lage, zentrale grammatische Kompetenzen altersadäquat zu erwerben. Sie haben Schwierigkeiten, wichtige Informationen aus dem Input zu extrahieren, die den Erwerb grammatischer Regeln ermöglichen.

Es ist demnach nicht verwunderlich, dass in vielen Therapien der *Beschaffenheit des Sprachinputs* größte Aufmerksamkeit geschenkt wird. Spracherwerbsgestörte Kinder sollen, trotz Schwierigkeiten in der auditiven Verarbeitung, aus einem optimierten Sprachinput grammatische Regeln ableiten. Ein *entwicklungsproximaler Input* wird allgemein als Grundbedingung für erfolgreiches Lernen angenommen (u.a. Dannenbauer 2002b; Szagun 2007). Entwicklungsproximal bedeutet, dass die Komplexität der Äußerungen schrittweise an die Fortschritte des Kindes angepasst wird. Nur ein entwicklungsproximaler Input kann die Daten liefern, die für die weitere sprachliche Entwicklung wichtig sind.

Die *Motherese-Forschung*, die den natürlichen, sprachlichen Umgang der Mutter mit ihrem kleinen Kind analysiert, hat wichtige Erkenntnisse über einen sprachförderlichen Input geliefert. Er ist durch syntaktische Einfachheit sowie langsame und deutliche Aussprache gekennzeichnet. Zudem werden zwei Techniken eingesetzt, die den Spracherwerb ganz besonders fördern:

- **Technik der Redundanz:** das ständige Wiederholen einzelner Wörter oder Phrasen. Die Aufmerksamkeit der Kinder wird immer wieder auf dieselben Strukturen gelenkt.
- **Technik der Selbst-Extension:** Wiederholungen werden leicht modifiziert. Dadurch kann das Kind seine gesamte Aufmerksamkeit auf die nicht redundanten, also neuen Anteile der Aussage konzentrieren.

Diese Techniken sollten nach Ritterfeld (2000) und Zollinger (2004) in der Sprachtherapie weiter verfeinert werden:

- Übertrieben ***prosodische Merkmale*** (Sprachrhythmus und Sprachmelodie) und besondere ***Betonungsmuster*** heben bestimmte Strukturen besonders hervor.
- ***Paralinguistische Merkmale*** der Sprache, wie Mimik und Gestik, lenken die Aufmerksamkeit des Kindes auf wichtige Informationen im verbalen Input.
- Die ***Pausensetzung*** im Redefluss evoziert eine Spannung, die die Aufmerksamkeit auf diejenigen Informationen lenkt, die der Pause folgen.

Neben der Beschaffenheit des sprachlichen Inputs wird dem kommunikativen Aspekt der Sprache eine entscheidende Rolle zugewiesen. Das Kind muss die Möglichkeit haben, selbst sprachlich aktiv zu sein. Eine Sprache zu lernen ist ein aktiver Prozess:

> „Selbst ein qualitativ hochwertiger und entwicklungsadäquater Input muss gewährleisten, dass dem Kind Gelegenheiten zur eigenen Sprachproduktion im Rahmen eines Dialogs gegeben werden. Denn nur dann kann das Kind Sprachformen einüben und der Erwachsene Korrekturen der kindlichen Äußerungen vornehmen" (Ritterfeld 2000, 408).

Kontextoptimierung misst dem sprachlichen Input eine entscheidende Rolle im Spracherwerb bei (→ Kap. 3). Ein sorgfältig ausgewählter Input, der dem spracherwerbsgestörten Kind dazu verhilft, die Blockaden im Grammatikerwerb zu überwinden, wird von Motsch (2017) als der „Königsweg der Therapie" bezeichnet. Die Auswahl des Sprachmaterials und die Präsentation der wesentlichen grammatischen Strukturen in echten, spannenden und authentischen Kommunikationssituationen bilden das Rückgrat der Therapie. Der Therapeut muss der individuellen Spracherwerbsproblematik durch einen hochwertigen sprachlichen Input begegnen.

1.2 Bedeutung semantischer Kompetenzen

Sprachunauffällige Kinder gebrauchen im Durchschnitt mit etwa zwölf Monaten die ersten wortähnlichen Äußerungen. Mit 18 Monaten besteht der produktive Wortschatz aus 50 bis 100 Wörtern, mit 24 Monaten aus knapp 200 und mit 36 Monaten aus etwa 1000 Wörtern (Klee et al. 1998; Kany / Schöler 2007). Die interindividuellen Unterschiede sind allerdings erheblich. Spracherwerbsgestörte Kinder produzieren oft erst mit zwei Jahren ihre ersten Wörter (Leonard 2000; Füssenich 2002). In einer Studie von Klee et al. (1998, 629f) lagen 8% der 582 zweijährigen Kinder, deren expressiver Wortschatz mithilfe der LDS-Checkliste (Language Development Survey, Rescorla 1989) erfasst wurde, unterhalb der 50-Wort-Grenze.

In qualitativer Hinsicht dominieren in dieser frühen Spracherwerbsphase Wortarten wie relationale Wörter (da, aus, zu) und Lautmalereien (wau wau, piep, brumm), gefolgt von Nomen, zumeist zur Bezeichnung von Personen. Erste Verben treten erst in der zweiten Hälfte des zweiten Lebensjahres auf, weil das Wahrnehmen und Erkennen von Handlungen und Ereignissen höhere kognitive Leistungen verlangt als das Lernen von Nomen, die zumeist an die konkrete Vorstellbarkeit der Bezugwörter gebunden sind (Pulverman et al. 2006, 4). Pronomen und Funktionswörter kommen in einer späteren Phase hinzu (Kauschke 2000).

Auffällig ist, dass spracherwerbsgestörte Kinder eine geringe Anzahl unterschiedlicher Verben gebrauchen (Leonard 2000).

Das Verb hat als das zentrale Element des Satzes und als kritische Verbindungsstelle zwischen Wortschatz und Grammatik (Pulverman et al. 2006, 3f) im Erwerb früher grammatischer Fähigkeiten einen hohen Stellenwert.

Es ist daher wenig erstaunlich, dass die Anzahl verwendeter Verben als wichtiges Kriterium zur Identifikation von Late-Talkern im Alter von zwei Jahren verwendet wird.

Die reine *Anzahl produzierter Wörter* und die *Zusammenstellung des Wortschatzes* sind in der frühen, *semantisch orientierten Phase* des Spracherwerbs wichtige Kriterien, um den Spracherwerb zu beurteilen. Erste grammatische Kompetenzen können erst dann erworben werden, wenn eine kritische Masse an gespeicherten Wörtern erreicht wird. Die Theorie der kritischen Masse, die auf dem neurolinguistisch orientierten Spracherwerbsmodell von Locke (1997) basiert, geht davon aus, dass eine bestimmte Anzahl und eine gewisse Diversität an gespeicherten Wörtern nötig ist, um sprachspezifische Regularitäten, und demnach grammatische Regeln, zu entdecken.

Der Einfluss der semantischen Entwicklung auf den Erwerb grammatischer Strukturen hat auch nach dem Übergang in die *grammatisch orientierte Spracherwerbsphase* Bestand. Sowohl der Umfang als auch die Diversität des Wortschatzes sind für die Fortschritte auf grammatischer Ebene wichtig. Man spricht von einer starken positiven Korrelation zwischen der Größe des Wortschatzes und der grammatischen Komplexität (Locke 1997; Schultz 2007; Szagun 2007).

Die positiven Korrelationen zeigen, dass die semantische Therapie als wichtiger komplementärer Bestandteil der grammatischen Therapie angesehen werden muss. Wichtig ist aber auch, dass die semantischen Kompetenzen außerhalb der eigentlich grammatischen Therapie gefördert werden. Spracherwerbsgestörte Kinder sollen nicht in den Therapieeinheiten zusätzlich durch die Vermittlung von neuen Bezeichnungen und Begriffen im Erwerb grammatischer Fähigkeiten behindert werden.

Kontextoptimierung versucht dem eingeschränkten Wortschatz spracherwerbsgestörter Kinder durch eine reduzierte semantische Komplexität Rechnung zu tragen. Die Erfassung grammatischer Strukturen in den kontextoptimierten Therapiephasen soll nicht durch einen komplexen Wortschatz behindert werden. Die konsequente Wortschatzerweiterung findet außerhalb dieser Phasen statt.

1.3 Bedeutung metasprachlicher Kompetenzen

„Eingebettet in die therapeutische oder unterrichtliche Arbeit, wird Sprache zum Gegenstand der Reflexion gemacht – wir sprechen über Sprache. Damit bauen wir metasprachliches Wissen auf oder nutzen bereits vorhandene metasprachliche Fähigkeiten (Motsch 2017, 113)".

Unter metasprachlicher Leistung wird die Fähigkeit zu *„intendierter, willkürlicher Reflexion über Sprache"* verstanden (Wehr 1994). Die formalen Aspekte der sprachlichen Strukturen, und nicht deren Bedeutung, stehen im Mittelpunkt der Reflexion.

Es scheinen heutzutage keine Zweifel mehr darüber zu bestehen, dass spracherwerbsgestörte Kinder *vergleichbare metasprachliche Kompetenzen* besitzen als sprachlich unauffällige Kinder. In einer Interventionsstudie von Liles et al. (1977) zeigten sie ähnliche Fähigkeiten im Entdecken von syntaktischen Regelverstößen. Auch Berg (2006) geht davon aus, dass es keine Gründe gibt anzunehmen, dass der Erwerb metasprachlicher Fähigkeiten spracherwerbsgestörter Kinder verzögert abläuft.

Zweisprachig aufwachsenden Kindern wird eine frühere sprachliche Bewusstheit zugeschrieben als monolingual aufwachsenden Kindern (u.a. Bialystok 1991). Die Manipulation von zwei unterschiedlichen Sprachen führt dazu, dass das bilinguale Kind notgedrungen Kenntnis von unterschiedlichen Regeln nimmt und dadurch ein ausgeprägteres formales Wissen über beide Sprachen erwirbt.

Inwieweit der Einbezug sprachlicher Reflexionen den *Vorschulkindern* hilft, grammatische Blockaden zu lösen und den Spracherwerb anzukurbeln, soll anhand der nachfolgenden, exemplarisch ausgewählten Studie verdeutlicht werden. Während eines groß angelegten Förderprogramms in

Kindertageseinrichtungen in Baden-Württemberg (2003) erhielten die Vorschulkinder mit unzureichenden sprachlichen Kompetenzen eine jährliche Förderung von 120 Stunden, mit dem Ziel, ihnen dadurch möglichst gute Startbedingungen nach der Einschulung in die Grundschule zu ermöglichen. Es sollte sich herausstellen, dass die Sprachförderung keine substantielle Annäherung zwischen den Leistungsniveaus der Kinder mit und ohne Förderbedarf erbrachte (Schöler / Kany 2007). Als einen wichtigen Grund für diese ernüchternden Resultate wurden die nicht altersdifferenzierenden Maßnahmen der verschiedenen Förderprogramme angesehen: Expliziten Vorgehensweisen wurde keine Berücksichtigung geschenkt.

Die fehlende metasprachliche Orientierung der vorschulischen Förderprogramme wurde als Ursache der eingeschränkten Effektivität angesehen.

Förderkonzepte, die ausschließlich implizite Lernprozesse in den Mittelpunkt setzen, müssen sich nach List (2005) den Vorwurf gefallen lassen, den altersbedingten Kompetenzen vier- bis sechsjähriger Kinder wenig Rechnung zu tragen.

Ähnliche Schlussfolgerungen können sicherlich auch auf die *Sprachtherapie* übertragen werden. Das explizite Lernen kann eine wichtige, unterstützende Rolle im Spracherwerbsprozess spielen, wenn es zum richtigen Zeitpunkt und anhand des erwerbsmäßig richtigen Sprachmaterials eingesetzt wird. Studien weisen darauf hin, dass die explizite Suche nach Regeln bei schwer durchschaubaren Strukturen wenig hilfreich ist (Bialystok 1991; Weinert 1994; Diehl 2000).

Die metasprachlichen Reflexionen sollten sich ausschließlich auf die wesentlichen Aspekte der elementaren grammatischen Regeln beziehen.

Wird diese Vorbedingung berücksichtigt, dann erhöht die Arbeit im metasprachlichen Bereich die Transparenz des Therapiegegenstandes. Das Kind setzt sich direkt und explizit mit sprachlichen Regularitäten und Strukturen auseinander. Durch die Gegenüberstellung oder Kontrastierung von Ausdrucksformen stellt es Vergleiche an. Dies ist durchaus bereits bei relativ jungen Kindern möglich (Kauschke 2003). Diese können bereits durch Symbole darstellen, was ein Verb ist und an welcher Stelle im Satz ein Verb steht. Nach Bialystock (1991) können schon in der Vorschule eine Fülle von Maßnahmen umgesetzt werden, wie zum Beispiel die systematische

Ersetzung eines Wortes durch ein anderes, die Einsicht in die Willkürlichkeit sprachlicher Bezeichnungen, die Fähigkeit, Wörter zu segmentieren, Synonyme, Reime und Paraphrasen zu verstehen bis hin zur Fähigkeit, inkorrekte Sätze auf ihre grammatische Korrektheit hin zu beurteilen und gegebenenfalls zu korrigieren.

Die Sprache wird zum Gegenstand der Betrachtung und Reflexion, indem über sie gesprochen wird. Zusätzlich kann man versuchen, sprachliche Strukturen besser wahrnehmbar und dadurch besser begreifbar zu machen, indem man sie „visuell, auditiv-rhythmisch, gestisch oder auch motorisch-handlungsmäßig strukturiert und begleitet“ (Motsch 2017, 87). Zur Veranschaulichung sprachlicher Formen und Funktionen können symbolische Darstellungen eingesetzt werden, wie z. B. Elemente der Schriftsprache, Gesten oder Modelle. Kritische Merkmale der Zielstruktur können dadurch in den Fokus der kindlichen Aufmerksamkeit gerückt werden. Die schriftliche Markierung des „st“ auf dem Verbzweitstellungsplakat (→ Kap. 3.4) verdeutlicht dem Kind über den visuellen Kanal die Subjekt-Verb-Kontroll-Regel (→ Kap. 1.4), ergänzend zur prägnanten Sprechweise (du läuf<u>ssst</u>) des Sprachtherapeuten. Das laut- und schriftsprachliche Material wird so „zum Objekt der Reflexion und Manipulation (Experimentieren und Spielen mit Sprache) und zum Entdeckungsgegenstand formaler und funktionaler Eigenschaften gemacht“ (Dannenbauer 1998, 91).

Schlussfolgernd kann man davon ausgehen, dass metasprachliche Fähigkeiten bereits in der Vorschule systematisch aufgebaut werden können. Diese können dann sinnvoll im Spracherwerbsprozess eingesetzt werden, mit dem Ziel, den Sprachauf- und -ausbau zu beschleunigen. Das Denken in und mit der Sprache, sowie das Nachdenken über die Sprache kommen oft einfach zu kurz (Günther / Günther 2004). Im metasprachlichen Bereich liegt eine kompensatorische Möglichkeit für den Erwerb grammatischer Strukturen vor (Schöler et al. 1986; Motsch 2017). Kontextoptimierung nutzt die metasprachlichen Ressourcen spracherwerbsgestörter Kinder konsequent aus, um den Spracherwerbsprozess zu beschleunigen.

1.4 Meilensteine des Grammatikerwerbs in der Erstsprache

Im Mittelpunkt des Grammatikerwerbs steht das Lernen von Regeln. Aus dem sprachlichen Input muss das Kind ein abstraktes System an grammatischen Regeln ableiten, das ihm ermöglicht, eine unendliche Zahl an Sätzen zu produzieren. Die Schwierigkeit besteht darin, dass der sprachliche Input, der dem Kind v. a. durch sein näheres Umfeld angeboten wird, oft widersprüchlich ist und keine expliziten Anweisungen erhält. Die direkten Bezugspersonen formulieren nicht nur Äußerungen, die dem Kind aus sprachformaler Sicht die größtmöglichen Schlüsse ermöglichen (Dannenbauer 2002 a). Und trotzdem vermögen die meisten Kinder aus Äußerungen wie den folgenden, die Verbzweitstellungsregel zu extrahieren:

> Willst du jetzt schon wieder Pommes essen? (a)
> Du würdest am liebsten den ganzen Tag Pommes essen! (b)
> Iss nicht andauernd Pommes! (c)
> Warum wartest du nicht ein wenig, ehe du Pommes isst? (d)

Widersprüchliche Informationen und sehr lange Sätze bereiten Kindern mit Spracherwerbsstörungen erhebliche Probleme. Allerdings sind auch sie auf einen variationsreichen Input angewiesen. Die Stellung des Verbs wird nur durch das Hören von unterschiedlichen Satzschemata ersichtlich:

> Du isst Pommes. (e)
> Jetzt isst du Pommes. (f)
> Warum isst du Pommes? (g)
> Pommes isst du. (und keine Nudeln) (h)

Spracherwerbsgestörte Kinder sind auf einen sorgfältig ausgewählten Input angewiesen (→ Kap. 3.3). Der Input sollte möglichst wenige Ablenker und Verwirrer aufweisen. Zur Verdeutlichung der Verbzweitstellung müssen Entscheidungsfragen (Beispielsatz a) und Imperative (c), beides formale Verwirrer, oder Sätze mit vielen Komponenten (b und d), also mit formalen und inhaltlichen Ablenkern, vermieden werden. Dem Kind muss in den sprachtherapeutischen Sequenzen ein möglichst „reines Trigger-Konzentrat“ (Motsch 2017) angeboten werden, d. h. eindeutige sprachliche Daten (Satzbeispiele e–h).

Das *Phasenmodell von Clahsen* (1986) beschreibt die sprachproduktiven Leistungen im Grammatikerwerb in fünf Phasen. Während in den *beiden ersten Phasen* die Orientierung an semantischen und pragmatischen Faktoren im Mittelpunkt steht, beginnt mit etwa zwei Jahren der eigentliche Grammatikerwerb:

In der *dritten Phase* werden Mehrwortäußerungen gebildet, allerdings mit vielen Auslassungen von obligatorischen Elementen, wie Artikeln oder Pronomen.

Auf syntaktischer Ebene besteht weiterhin die Tendenz zur Verbendstellung. Zweigliedrige Verben stehen ungetrennt am Satzende:

Ich Kuchen essen. Du Hose anziehen.

Auf morphologischer Ebene zeigt die Flexion des Verbs den Prozess deutlich auf, den ein Kind bis hin zur gänzlichen Umsetzung einer grammatischen Regel durchläuft. Die Markierungen / -e / und / -t / als Endungen der 1. und 3. Person Singular tauchen auf, daneben werden allerdings weiterhin Stamm- und Infinitivformen benutzt:

Ich Mütze anziehen / anziehe / anzieh. Er Mütze anzieht.

Die *vierte Phase* beginnt nach Clahsen mit etwa 2;6 Jahren. Die Sätze werden zunehmend vollständiger, obligatorische Elemente fehlen fast nicht mehr.

Auf syntaktischer Ebene erwerben die Kinder die *Zweitstellungsregel des finiten Verbs* in Hauptsätzen: Die Verbtrennung wird vorgenommen, infinite Elemente stehen in Endstellung und die Subjekt-Verb-Inversion nach Fragewörtern, Objekten und adverbialen Ergänzungen wird vollzogen. Erst die Inversion von Subjekt und Verb ermöglicht Rückschlüsse über den Erwerb der Verbzweitstellungsregel.

Ich ziehe die Mütze an. Ich habe die Mütze angezogen.
Was ziehst du an? Die Mütze ziehst du an.
Gestern hast du die Mütze angezogen.

Auf morphologischer Ebene wird die *Subjekt-Verb-Kontroll-Regel* mit dem Auftreten der st-Endung – analog zum Auftreten der -s-Markierung in der 3. Person Einzahl im Englischen (Leonard 2000, 223) – definitiv beherrscht. Am Ende dieser Phase gelingt die korrekte Verbmarkierung zu über 90 %. Der st-Markierung in der 2. Person Singular kommt eine besondere Bedeutung zu. Einerseits ist sie als einzige Markierung phonologisch unik (alle anderen Endungen sind multifunktional), andererseits wird sie in der Regel als letzte erworben, wird sofort korrekt angewendet und „signalisiert damit zweifelsfrei Vollständigkeit im Erwerb des Verbflexionsparadigmas" (Motsch 2000, 20).

Du ziehst die Hose an.

Der Erwerb beider Regeln, der Verbzweitstellungsregel und der Subjekt-Verb-Kontroll-Regel, wird von Motsch (2000; 2017) als der *erste Schwerpunkt therapeutischer Interventionen* im grammatischen Bereich angesehen. Beide Regeln werden als besondere Hürden der deutschen Sprache verstanden (Leonard 2000; Kracht 2000), die v.a. spracherwerbsgestörte Kinder vor große Schwierigkeiten stellen. Im Praxisteil (→ Kap. 4) nimmt dieser therapeutische Schwerpunkt nicht von ungefähr den Löwenanteil in Anspruch.

Heute scheint es nicht nur erwiesen zu sein, dass Subjekt-Verb-Kongruenz und Positionierung von finiten Verben in Zweitstellung zur gleichen Zeit stattfinden, sondern dass am Ende des zweiten Lebensjahres ebenso

- die Unterscheidung finite und infinite Verbformen,
- die Positionierung von infiniten Verbformen an die Endposition und
- der Erwerb der Inversion gleichzeitig beginnen (u.a. Diehl et al. 2000).

> Heute will ich Ball spielen.

Unauffällige monolinguale Kinder positionieren finite Verben generell nicht in Drittstellung:

> Heute ich will Ball spielen.

Im Laufe der *fünften Phase* werden die Äußerungen der Kinder zunehmend länger.

Auf syntaktischer Ebene werden Sätze mit zwei Objekten gebildet und zwei Hauptsätze mit den Konjunktionen „und“ sowie „oder“ verbunden. Zudem tauchen subordinierte Konjunktionen (weil, wenn, damit) auf. Die Verwendung dieser Konjunktionen führt zu *subordinierten Nebensätzen,* in denen die Verbzweitstellungsregel keine Gültigkeit mehr besitzt. Das Kind muss lernen, dass *subordinierte Nebensätze* durch die Endstellung des finiten Verbs gekennzeichnet sind (*zweiter Schwerpunkt therapeutischer Interventionen*):

> Ich bin froh, wenn ich nach Hause gehe.
> Ich bin traurig, wenn ich nach Hause gehen muss.

Nach Clahsen gibt es keine generalisierende Erwerbsreihenfolge für Nebensätze. Erste Nebensätze, die vom Kind produziert werden, sind beispielsweise folgende:

> Kausalsatz: Ich gehe nach Hause, weil ich müde bin.
> Finalsatz: Du ärgerst mich, damit ich nach Hause gehe.

Auf morphologischer Ebene werden in der fünften Phase zudem zunehmend die Akkusativ-, und später die Dativmarkierungen korrekt vorgenommen, dies nach objektfordernden Verben:

essen: Ich esse den Apfel.
geben: Ich gebe dem Jungen den Ball.

Untersuchungen deuten darauf hin, dass der Akkusativerwerb früher erfolgt als der Dativerwerb. Im Grundschulalter konnten noch häufig „massive Unsicherheiten bezüglich der Dativmarkierung“ nachgewiesen werden (Motsch 2017, 35). Dies trifft auch auf Präpositionalphrasen zu:

Ich klettere auf den Stuhl.
Ich stehe auf dem Stuhl.

Im Erwerbsprozess der *korrekten Kasusmarkierung* (dritter Schwerpunkt therapeutischer Interventionen) wird demnach zu Beginn der Nominativ auf Akkusativ- und Dativkontexte übertragen:

Ich esse der Apfel. Ich klettere auf der Stuhl.

Nach dem Erwerb des Akkusativs werden Nominativ und Akkusativ in Dativkontexten übergeneralisiert.

Ich gebe den Kind den Ball.
Ich stehe auf den Stuhl.

Aus diesen Spracherwerbsphasen hat Motsch (2017) die drei folgenden Therapieschwerpunkte extrahiert:

- Schwerpunkt 1: Verbzweitstellungsregel im Hauptsatz, verbunden mit der Subjekt-Verb-Kontroll-Regel
- Schwerpunkt 2: Verbendstellungsregel in subordinierten Nebensätzen
- Schwerpunkt 3: Kasusregeln, in Akkusativ- und Dativkontexten

1.5 Berücksichtigung ursächlicher Faktoren

Kontextoptimierung nutzt die vorhandenen Ressourcen spracherwerbsgestörter Kinder resolut aus, um die Blockaden im Spracherwerbsprozess zu lösen und schnellere Fortschritte im Erwerb grammatischer Strukturen zu ermöglichen. Metasprachliche und visuelle Fähigkeiten werden in der Planung und Durchführung sprachtherapeutischer Sequenzen konsequent einbezogen. Neben der Ressourcenorientierung besteht ein zweites wichtiges Standbein darin, den Ursachen der Spracherwerbsstörung und deren Auswirkung auf den Spracherwerbsprozess Rechnung zu tragen. Die eingeschränkten Verarbeitungskapazitäten spracherwerbsgestörter Kinder beziehen sich auf die empirisch nachgewiesene, *geringere Leistungsfähigkeit des phonologischen Arbeitsgedächtnisses*. Sie treten v. a. in einer verkürzten Speicherzeit, einem verlangsamten Einscannen und einem verlangsamten Austausch mit dem Langzeitgedächtnis in Erscheinung. Eingeschränkte Gedächtniskapazitäten führen zu einer unvollständigen Datenbasis für die Ableitung grammatischer Regularitäten (Weinert 1994). „Erst eine fortschreitende Gedächtniskapazität erlaubt die Speicherung zahlreicher Spracheinheiten, um daraus grammatische Regelmäßigkeiten ableiten zu können“ (Grimm 2005, 117).

Zur Entdeckung der zentralen grammatischen Regeln muss der Sprachinput der geringen Leistungsfähigkeit des phonologischen Arbeitsgedächtnisses Rechnung tragen. Wichtiges Prinzip der Kontextoptimierung ist der systematische Gebrauch der kürzestmöglichen Zielstruktur. Weder uneindeutige, verwirrende, noch unnötige, ablenkende Satzglieder sollen den Kindern das Erfassen der Regel erschweren.

1.6 Besonderheiten des Zweitspracherwerbs

Die Spracherwerbsstörung wird dadurch definiert, dass sie bei mehrsprachigen Kindern sowohl in der Erst-, als auch in der Zweitsprache in Erscheinung tritt. Erstsprachliche Kenntnisse oder geeignete Prüfverfahren und zumindest elementare Kenntnisse über den Entwicklungsverlauf sind wichtige Voraussetzungen, um die Störung in der Erstsprache der Kinder mit Migrationshintergrund zu erfassen.

Die Bedeutung der Erstsprache steht in der Therapie mehrsprachiger Kinder seit einigen Jahren vermehrt im Mittelpunkt. Nach Schmidt (2014, 2018) sollte die Erstsprache punktuell in reflexiven Phasen und in kurzen zwischengelagerten Sequenzen einbezogen werden, dies im „optimierten Kontrast“ zur Zweitsprache.

Heute geht man davon aus, dass sich mono- und bilinguale Spracherwerbsverläufe sehr ähneln: Beim *simultan bilingualen Erwerbsprozess*, also beim Aufwachsen mit zwei Sprachen von frühester Kindheit an, werden in beiden Sprachen identische Erwerbsphasen durchschritten als beim monolingualen Erwerbsprozess, wenn auch meistens mit zeitlichen Unterschieden. Von simultaner Zweisprachigkeit wird in der Regel dann gesprochen, wenn die Konfrontation mit der Zweitsprache spätestens vor Abschluss des zweiten Lebensjahres liegt, wobei diese zeitliche Grenze individuell unterschiedlich zu verstehen ist. Der simultane Erwerb ermöglicht den Erwerb von grammatischen Kompetenzen, die qualitativ denen von monolingualen Kindern gleichen.

Liegt der Zeitpunkt der Konfrontation mit der Zweitsprache nach dem Beginn des dritten Lebensjahres, so spricht man von *sequentieller Zweisprachigkeit*. Das Kind hat bereits morphosyntaktische Regeln in seiner Erstsprache aufgebaut. Diese üben einen mehr oder minder großen Einfluss auf den Zweitspracherwerb aus. Transfers zwischen den Sprachen führen dazu, dass qualitative Unterschiede im Zweitspracherwerb feststellbar sind. Zum Beispiel neigen Kinder mit romanischer Erstsprache dazu, die sehr starre Anordnung Subjekt-Verb-Ergänzung auf die Zweitsprache Deutsch zu übertragen. Solch „negative" Transfers, durch Interferenzen zwischen den Sprachen bedingt, führen zu fehlerhaften Satzstrukturen in der Zweitsprache:

Demain, tu vas manger ta tartine.
Morgen du wirst essen dein Butterbrot.

Genau wie monolingual unauffällige Kinder scheinen auch simultan bilingual erzogene Kinder die Subjekt-Verb-Kontroll-Regel und die Verbzweitstellungsregel im Deutschen zeitgleich zu erwerben. Die Identifikation des „st" als Verbflexiv stellt allerdings nicht unbedingt den definitiven Erwerb der Subjekt-Verb-Kontroll-Regel dar.

Die Phasenabfolge in der Zweitsprache ist bei sequentieller Zweisprachigkeit weiterhin in vielen Punkten mit derjenigen der Erstsprache zu vergleichen, allerdings mit größerer zeitlicher Varianz und weniger Kontinuität. Bedingung ist, dass der Erstkontakt mit der Zweitsprache vor dem sechsten bis siebten Lebensjahr liegt. Auch diese Altersgrenze ist individuell unterschiedlich zu sehen. Heute geht man davon aus, dass bilingual aufwachsende Kinder, die vor dem sechsten bis siebten Lebensjahr mit der Zweitsprache in Kontakt kommen, muttersprachliche Kompetenzen in dieser Sprache erreichen können. Nach dem Alter von sechs bis sieben Jahren muss eine Zweitsprache mehr und mehr wie eine Fremdsprache gelernt werden. Das Wissen aus der Erstsprache ist in dem Fall von erheblicher Bedeutung.

Zusammenfassend kann man davon ausgehen, dass ein Kind elementare grammatische Strukturen der Zweitsprache schneller erwirbt und der Zweitspracherwerbsverlauf dem Verlauf einer Erstsprache eher ähnelt, je früher es mit der Zweitsprache konfrontiert wird (u.a. OCDE 2002). In der Therapie sollten Interferenzen zwischen den Sprachen in zentralen grammatischen Bereichen besondere Beachtung geschenkt werden (Schmidt 2018). Die phasenweise Kontrastierung der grammatischen Strukturen beider Sprachen kann dem Kind eine Hilfestellung sein. Kontextoptimierung stellt den geeigneten Kader für crosslinguales Lernen dar, weil die grammatische Komplexität auf elementare Strukturen reduziert wird, die zusätzlich anhand von metasprachlichen und visuellen Hilfen prägnant verdeutlicht werden. Wie die Therapie mit mehrsprachigen Kindern aussieht (v.a. auf die Erstsprachen Türkisch, Russisch, Polnisch, Portugiesisch und Französisch bezogen), zeigt Schmidt (2014, 2018) praxisnah mit Hilfe der von ihm entwickelten „Kontrastoptimierung“.

2 Auswahl der geeigneten Therapie

2.1 Effektivitätsnachweis als erstes Auswahlkriterium

Übungstherapie, kommunikationsorientierte Ansätze, verständnisorientierte Konzepte, Anreicherung und Optimierung natürlicher Sprachlehrstrategien und Sprachlernsituationen, Förderung zugrunde liegender Basis- und Brückenfunktionen (Jungmann 2007), mittlerweile gibt es eine ganze Sparte an therapeutischen Maßnahmen, an neuen und revidierten alten Therapiemethoden, sodass es selbst für Fachleute schwierig ist, aus dem „Dschungel an Therapieansätzen" den geeigneten auszuwählen (Baumgartner 2008, 102). Dem Sprachtherapeuten fehlt es angesichts der Flut an elaborierten Therapien an Orientierungshilfen (Leonard 2000; Penner 2002; Weinert 2002).

Die Auswahl der geeigneten Therapie in der Arbeit mit spracherwerbsgestörten Kindern wird in der Praxis oft nach *subjektiven Grundüberlegungen* vorgenommen, die sicherlich ihre Berechtigung haben:

- An erster Stelle steht die Motivation des Sprachtherapeuten. Die Therapie sollte ansprechend und abwechslungsreich sein, keine Langeweile aufkommen lassen, zumal sich die Therapie mit spracherwerbsgestörten Kindern über eine längere Periode erstreckt.
- Wichtig ist auch das „gute Gefühl" des Therapeuten, also die Meinung oder Überzeugung, dass die Therapie schlüssig ist, dass Lernerfolge möglich oder gar zu erwarten sind.
- Auch Erfahrungswerte sind ein wichtiges Kriterium. Die Therapie wird in der Praxis ausprobiert, Erfahrungen werden ausgetauscht.

Solch subjektive Kriterien sollten allerdings nicht die einzigen Auswahlkriterien zugunsten einer bestimmten Therapie sein. Beispielsweise werden auf Basis von Erfahrungswerten Therapiefortschritte oft nicht korrekt eingeschätzt (von Suchodoletz 2002a; Baumgartner 2008). Therapiefortschritte müssen anhand von objektiven Kriterien ermittelt werden. Der empirische Nachweis von Lernfortschritten wird als *Evidenzbasierung* bezeichnet. Evidenzbasierte Therapien werden u.a. von Motsch (2017), Baumgartner (2008) und von Suchodoletz (2002a) gefordert. Evidenzbasierung kann auf unterschiedlichen Niveaus erfolgen. Das höchste Niveau evidenzbasierter Studien nach der Evidenzhierarchie des Oxford Centre for Evidence-based Medicine (2009) ist Level 1. Die Studien auf diesem Level, auch als Gold Standard bezeichnet (Motsch 2017, 16), müssen u.a. kontrolliert (bezieht den Vergleich mit einer Kontrollgruppe mit ein) und randomisiert (zufällige Zuordnung der Probanden zu einer Vergleichsgruppe) sein. Zudem müssen die Therapieeinheiten durch eine ausführliche Dokumentation nachvollziehbar (Baumgartner 2008) und die Nachhaltigkeit der Lerneffekte garantiert sein (Penner 2004).

Das erste Kriterium zur Auswahl einer bestimmten Therapie sollte der empirische Nachweis von signifikanten Lernfortschritten in zentralen Therapiebereichen sein.

Dieser *Effektivitätsnachweis* ist umso wichtiger, da nach Hansen (1994) der „traurige Befund" darin liegt, dass viele Sprachtherapien dysgrammatisch sprechender Kinder äußerst wirkungslos sind. Diese Einschätzung ist in der alltäglichen Praxis und der einschlägigen Literatur (u.a. Leonard 2000, 203; Iven 2007, 79) weit verbreitet. Der Effektivitätsnachweis muss als „vorgeschleustes Ausschlusskriterium" gelten. Therapien, die in empirischen Studien keinen Effektivitätsnachweis erbringen konnten, sollten in der Therapieauswahl nicht berücksichtigt werden.

Sinnvoll wäre eine *systematische fachliche Kategorisierung*: In Form eines Katalogs wären die als effektiv eingestuften Therapien in Bezug zur Zielpopulation (z.B. Alter der Kinder) und zum sprachlichen Lernziel (z.B. Kasuserwerb) klassifiziert, mit den zu erwartenden Lernfortschritten (z.B. signifikante Fortschritte nach achtwöchiger Therapie mit einer Intensität von drei Therapieeinheiten von 30 Minuten pro Woche), auf Basis einer empirischen Studie.

Die Effektivität therapeutischer Maßnahmen hängt allerdings nicht nur vom Verfahren an sich oder von dessen Umsetzung in der Praxis ab. Jedes einzelne Kind reagiert unterschiedlich auf die verschiedenen Verfahren, sodass eine Wirksamkeitsüberprüfung zusätzlich auch *einzelfallbezogen* sein muss. Im Sinne Leonards (2000, 203) und Baumgartners (2008, 312) wäre die eigentliche Frage somit, welches Sprachtherapieverfahren bei welchem Kind wirkt. Oder anders ausgedrückt: Welche negativen Einflussfaktoren haben dazu geführt, dass ein bestimmtes Verfahren bei dem einem oder anderen Kind nicht gewirkt hat? Diesen unterschiedlichen Aspekten wurde in der bereits erwähnten Intervention am Centre de Logopédie Rechnung getragen (Schmidt 2010; → Kap. 3.2).

Zu guter Letzt wäre es sinnvoll, die effektiven Therapien miteinander zu vergleichen, um Rückschlüsse über die Über- oder Unterlegenheit einer Methode in Bezug zu einem bestimmten Therapieziel und einer bestimmten Zielpopulation zu gewinnen (Motsch 2007, 133).

Die Evaluation der Fortschritte, und damit verbunden die Therapiedauer, reichen im Zeitalter eingeschränkter Ressourcen allerdings nicht aus. Die Therapie sollte wirtschaftlich erschwingbar sein. Die *Therapieeffizienz* bezieht den Faktor Therapieintensität mit ein. In welchem zeitlichen Abstand müssen die Therapieeinheiten geplant werden, um schnelle Fortschritte zu ermöglichen. Zur Therapieeffizienz, als zeitökonomischem Faktor, zählt jedoch auch das Therapiesetting: Einzel-, Gruppen- oder Klassentherapie. Eine Einzeltherapie ist ressourcenintensiver als eine Gruppentherapie. Auch diesen Aspekten wurde in der erwähnten Interventionsstudie Rechnung getragen.

Die Auswahl der geeigneten Therapie wird zum heutigen Zeitpunkt durch die konsequente Berücksichtigung des vorgeschleusten Auswahlkriteriums „Effektivitätsnachweis" um einiges einfacher. Es gibt nur wenige Studien, die Lernfortschritte auf wissenschaftlicher Basis ermittelt haben (Jungmann 2007). Die Berücksichtigung des Effektivitätskriteriums führt zu einer „Verarmung der sprachtherapeutischen Landschaft" (Baumgartner 2008, 284). Zu hoffen wäre, dass sich dies in den nächsten Jahren ändert.

Zusammenfassend basiert die Effektivitätsüberprüfung auf einer Reihe von wesentlichen Kriterien (genauere Erläuterungen in Schmidt 2010):

- Ausführliche Deskription der Therapieeinheiten
- Skalierung der sprachlichen Fortschritte der verschiedenen Vergleichsgruppen, mit Analyse möglicher Einfluss- und Störvariablen
- Skalierung der sprachlichen Fortschritte jedes einzelnen Kindes
- Nachhaltigkeitsüberprüfung der Therapiefortschritte durch Follow-up-Tests
- Transfer der Fortschritte in den Alltag, d.h. auf Situationen, die eine geringe Ähnlichkeit mit der Übungssituation aufweisen.
- Und zusätzlich, als Effizienznachweis: Intensität der Therapie und Therapiesetting

2.2 Frühtherapie

Spracherwerbsstörungen stellen ein Entwicklungsrisiko ersten Ranges dar. Je früher die Sprachtherapie einsetzt, je eher ist das Ausmaß der Spracherwerbsstörung zu reduzieren, oder, im optimalen Fall, zu unterbinden. Ein Gehirn, welches nicht optimal für den Sprachlernprozess organisiert ist, muss in den frühen Phasen seiner Entwicklung durch einen adäquaten Input positiv verstärkt werden, sodass es sich zu organisieren beginnt (Grimm 2005, 110). Eine frühe Sprachtherapie kann

> „zur Reorganisation der neurokognitiven Mechanismen beitragen bzw. unter Umständen sogar die Ausbildung nicht-optimaler Kompensationssysteme und damit die negativen Entwicklungsspiralen verhindern" (Jungmann 2007, 729).

In Bezug zur **Frühtherapie** spracherwerbsgestörter Kinder befindet sich die Spracherwerbsforschung „auf einem eher *tiefen Niveau empirischer Evidenz*" (Motsch 2007, 144). Nach Baumgartner (2008) sind Studien zur Methodenevaluation praktisch inexistent. Diese beschränken sich fast nur auf Einzelfallanalysen (Dannenbauer 2005, 24; Baumgartner 2008, 289). Auch Vergleiche verschiedener Ansätze sind sehr selten (Baumgartner 2008). Zumeist basieren die Aussagen nicht auf experimenteller Forschung und sind sehr widersprüchlich (Ward 1999). Diese Tatsachen sind fast unverständlich, wenn man weiß, dass bereits seit den 1970er Jahren Frühförderung als notwendig und sinnvoll angesehen wird, und dies aus zwei Gründen: Einerseits suchten viele Eltern fachlichen Rat und Hilfe und verbanden damit die Hoffnung, etwas für die positive Entwicklung ihres Kindes tun zu können, und andererseits zeigten damals bereits aktuelle Erkenntnisse entwicklungspsychologischer Forschung, dass die ersten Lebensjahre maßgeblich für die weitere Entwicklung eines Kindes sind. Dadurch fand ein flächendeckender Auf- und Ausbau der Frühförderung in Deutschland statt (u. a. Baumgartner 2008).

In der Regel beginnt die Therapie erst – aus unterschiedlichen Gründen – in der eigentlich grammatischen Phase des Spracherwerbs. Das Ziel der Sprachtherapie liegt dann darin, Blockaden im grammatischen Bereich aufzuheben, um den Spracherwerb anzukurbeln.

Leonard (2000) und Law et al. (2004) haben eine große Anzahl an Studien aus dem angloamerikanischen Raum, die sich auf frühtherapeutische Maßnahmen im grammatischen Bereich beziehen, analysiert. Die Lernfortschritte sind in diesen Studien nach Leonard und Law et al. nur schwer einzuschätzen. Sie ermöglichen keine eindeutigen Schlussfolgerungen bezüglich der Auswahl eines geeigneten Therapieansatzes für bestimmte Zielstrukturen und für eine bestimmte Zielgruppe. Die Effektivität unterschiedlicher Therapien wird auch in einer Reihe anderer Studien angezweifelt (Kiese-Himmel 1997; Glogowska et al. 2000; Amorosa/Noterdaeme 2002; Law et al. 2004). Glogowska zieht die Schlussfolgerung: „The low rate of resolution of difficulties suggests that further research is needed to identify effective ways of helping these children.“

Im Gegensatz zum angloamerikanischen Sprachraum basieren wichtige Therapieansätze im deutschsprachigen Raum auf komplexen Vorgehensweisen, im Sinne von *integrativen Ansätzen*. Ein integrativer Ansatz wird u.a. von Dannenbauer (2002b), Penner (2002), Kauschke/Siegmüller (2005) und Motsch (2017) propagiert.

- Der entwicklungsproximale Ansatz von Dannenbauer (2002b) ist primär rezeptiv orientiert, bezieht allerdings auch produktive Phasen mit ein.
- Nach Penner (2004) besteht ein effizienter Ansatz aus einer Input-Therapie mit komplementären allgemeinen Fördermaßnahmen.
- Der patholinguistische Ansatz von Kauschka/Siegmüller (2005) setzt sich aus Therapiebausteinen zusammen, die sich auf die rezeptive, produktive und reflexive Ebene beziehen.
- Im Mittelpunkt der Kontextoptimierung (Motsch 2017) steht die multimodale Ausrichtung.

Aufgrund der Bedeutung frühtherapeutischer Maßnahmen, der spärlichen Forschungsarbeit im vorschulischen Bereich und mangelnder Therapien, die den wissenschaftlich basierten Nachweis der Effektivität und Effizienz aufbringen, wurde im Rahmen der bereits mehrfach erwähnten Interventionsstudie (Schmidt 2010) Kontextoptimierung im Kindergarten umgesetzt (→ Kap. 3.2).

2.3 Einzel- versus Gruppentherapie

Spracherwerbsstörungen sind dadurch gekennzeichnet, dass sie sehr unterschiedliche Erscheinungsbilder aufzeigen, bedingt dadurch, dass mehrere Faktoren zusammenwirken (→ Kap. 1.6). Die *Individualtherapie* wird aus diesem Grund oft als einzig sinnvolle Therapie angesehen. Sie kann der individuellen Ausprägung optimal Rechnung tragen. Die Situationsvariablen Thema, Sachkontext, Dialogstruktur und Handlungsform können in der Individualtherapie besser auf das jeweilige Therapieziel ausgerichtet werden (Dannenbauer 1998, 92). Nach Dannenbauer lassen sich die Rehabilitationszeiten bei vielen Kindern mit Spracherwerbsstörungen durch eine intensive Einzeltherapie um fast die Hälfte reduzieren. Größere Interventionsstudien über die Effektivität der Individualtherapie sind allerdings selten, insbesondere auf ein frühes Alter bezogen (→ Kap. 2.1). Die in der

Literatur anzutreffenden Aussagen basieren größtenteils auf der Meinung von Experten, auf Erfahrungswerten von Sprachtherapeuten oder auf Einzelfallstudien.

Eine intensive Einzeltherapie erfordert *hohe therapeutische Ressourcen*. Geht man von einer zweimal 30-minütigen Therapie pro Woche aus, so ergibt dies einen wöchentlichen Gesamtaufwand von acht Therapiestunden für eine Klasse von acht Kindern in einer Förderschule. Dieser Aufwand an Fachkräften für sprachliche Individualtherapie wird in vielen Schulen nicht mehr aufgebracht. Umso erstaunlicher ist die Tatsache, dass der Gruppentherapie in der empirischen Forschung nur wenig Aufmerksamkeit geschenkt wird.

In der *Grundschule* steht in der Regel das Erreichen curricularer Lernziele im Vordergrund, Bildungsziele müssen erreicht werden. Die Therapie kann in diesem Rahmen unterschiedlich organisiert werden:

- Im sprachtherapeutischen Unterricht werden primär Bildungsinhalte vermittelt. Therapeutische Maßnahmen werden in den Unterrichtsablauf integriert.
- In sprachtherapeutischen Unterrichtphasen stehen die Therapieziele im Vordergrund. Curriculare Ziele können unter Umständen in die Phasen hineinfließen.

Sprachtherapie hat nach Meinung vieler Experten in der Komplexität des alltäglichen Unterrichtsgeschehens keinen Platz. Die Komplexität des Unterrichts ist wenig geeignet, um ein therapeutisch organisiertes Vorgehen, einen zielhaft massiven sprachlichen Input und ein auf das sprachliche Lernziel strukturiertes Vorgehen zu ermöglichen (Motsch/Ziegler 2004, 189). Nach Dannenbauer nimmt der Unterricht höchstens eine komplementäre Rolle zur Therapie ein (1998). Das in der Individualtherapie Erreichte kann sich im Unterricht konsolidieren, es werden Transferchancen geboten.

Eine systematische und intensive Sprachtherapie ist in *vorschulischen Einrichtungen* bedeutend leichter umzusetzen als in der Grundschule oder auf der Sekundarstufe. Es bestehen keine curricularen Zwänge in Form von streng zu verfolgenden Programmen. Die situations- und handlungsorientierten Aktivitäten richten sich in der Regel nach einem bestimmten Rahmenthema, welches den Interessen und Erfahrungen der Kinder Rechnung trägt. Zudem besteht vielerorts die Möglichkeit, klassenübergreifend zu arbeiten, dies in unterschiedlichen Organisations- und Gestaltungsformen. Die Kinder können somit für sprachtherapeutische Aktivitäten bestimmten Gruppen zugeordnet werden. Dieser Rahmen bietet vorzügliche Voraussetzungen, um einerseits eine intensive Therapie anzubieten und um andererseits sprachtherapeutische Ziele mit der Förderung in anderen Bereichen zu verbinden.

Klassen- oder Gruppentherapie wird in der Literatur oft abschätzend mit „standardisierter Behandlung“ und „Programmen“ gleichgesetzt (von Suchodoletz 2002a):

- Die Gruppentherapie erlaubt kein Eingehen auf die individuellen Bedürfnisse des Kindes. Starre Therapieprogramme und verallgemeinernde Gruppentherapie können den individuellen Störungsbildern nicht gerecht werden. Zudem wird das einzelne Kind weniger direkt angesprochen. Für eigene, selbstgesteuerte und kreative Sprachproduktionen der Kinder ist nur wenig Platz (Schakib-Ekbatab et al. 2007). Fortschritte müssen v.a. über die Rezeption gewährleistet werden. Die Sprechfreude und Motivation gehen dabei verloren.
- Die Gruppentherapie ist in Tempo und Komplexität lediglich für einen Teil der Gruppe adäquat, einzelne Kinder sind unter-, andere überfordert. Dies hat zur Folge, dass viele Kinder nur sehr geringe Fortschritte erzielen. Gruppentherapie funktioniert nur in ausgesprochen homogenen Gruppen. Die Kinder dieser Gruppen müssen denselben Förderbedarf, vergleichbare Lernfähigkeiten und vergleichbare kognitive Voraussetzungen aufzeigen. Ansonsten ist das Lerntempo der Kinder zu unterschiedlich und eine Gruppentherapie über mehrere Wochen nicht effektiv.

Diese weit verbreitete Ansicht hat dazu geführt, dass Gruppen- respektiv Klassentherapie im deutschsprachigen Raum nur wenig verbreitet (Kauschke/Siegmüller 2005) und nur selten in empirischen Studien Untersuchungsgegenstand ist. Nach den vorherigen Überlegungen muss die Planung einer sinnvollen Gruppentherapie an bestimmte Voraussetzungen gebunden sein:

- Die erste logische Voraussetzung besteht im gemeinsamen ***Therapieziel***. Die Reduktion der Therapieziele auf möglichst wenige, zentrale therapeutische Schwerpunkte (Motsch 2013) erleichtert die gruppentherapeutische Planung.
- Dann müssen die Lernfähigkeiten, und somit das ***Lerntempo***, der Kinder ähnlich sein. Regelmäßige Sprachanalysen sind wichtig, um die Therapiegruppen zu reorganisieren und die Feinabstimmung der Therapie vorzunehmen.
- Zuletzt müssen die ***kognitiven Fähigkeiten*** der Kinder vergleichbar sein. Der Einfluss der kognitiven Fähigkeiten auf die Lernfortschritte kann allerdings auf ein Minimum reduziert werden, wenn sowohl die sprachlichen Anforderungen als auch das ausgewählte Rahmenthema in den eigentlichen Therapiephasen keine zusätzlichen Schwierigkeiten bereiten.

Neben der Berücksichtigung dieser Faktoren zeigt das sprachliche Lernen in der Gruppe eine ganze Reihe an wesentlichen Vorteilen gegenüber der Individualtherapie:

- In der Gruppe nimmt nicht nur der Therapeut, sondern auch das einzelne Kind eine wichtige ***Modellfunktion*** ein. Es kann ein Gleichgewicht erreicht werden „zwischen dem, was jedes Kind dem anderen geben und vom anderen nehmen kann" (Zollinger 2004, 104).
- Das sozial, interaktional und kommunikativ angelegte Lernen in der Gruppe wirkt motivierend für das einzelne Kind. Sprachliche Zielstrukturen, die beim Sprachtherapeuten auf Anerkennung und Lob gestoßen sind, wollen andere Kinder auch realisieren. Dies kann wie ein ***„Boule-de-neige-Effekt"*** (Schneeballeffekt) wirken.
- In der Gruppe entsteht ein Zusammengehörigkeitsgefühl, Freundschaftsbeziehungen werden aufgebaut. Es entsteht eine ***Gruppendynamik***, die sich positiv auf die Lernmotivation auswirkt.
- Erlaubt die Planung einen gewissen Freiraum, so tritt der Therapeut als ständig Fordernder in den Hintergrund (Baumgartner 2008, 134). Die Kinder teilen ihre Erfahrungen und ihr Wissen mit, diskutieren, erklären, korrigieren, reflektieren und erproben. Die Folge sind häufige Expansionen und Eigenrepetitionen, mit vielen redundanten Anteilen, also häufige Wiederholungen, in modifizierter und erweiterter Form. Die sprachlichen Zielstrukturen stehen dadurch in sehr ***hoher Frequenz*** im Mittelpunkt des Geschehens. Das Erfassen der grammatischen Regel wird erleichtert.

Bis heute liegen nur wenige datengestützte Einschätzungen zur Wirksamkeit des Lernens sprachgestörter Kinder in Gruppen in nennenswertem Umfang vor (Motsch/Berg 2003; Baumgartner 2008, 137). Im Rahmen der erwähnten Interventionsstudie in Luxemburg wurde die Wirksamkeit der Klassen- bzw. Gruppentherapie im vorschulischen Alter anhand der Kontextoptimierung empirisch nachgewiesen. Die Schlussfolgerungen der Studie sind zusammenfassend im 3. Kapitel nachzulesen.

2.4 Therapieintensität

Die Intensität der Therapie gibt das Therapievolumen, in Stunden oder Minuten ausgedrückt, innerhalb einer bestimmten Periode an. Unter optimaler Therapiefrequenz wird die Intensität verstanden, die größtmögliche, also nicht mehr zu überbietende Lernfortschritte ermöglicht. Den größtmöglichen Effekt in der Therapie mit kleinen Kindern sieht Zollinger (2004, 104) aus ihrer eigenen klinischen Erfahrung dann gewährleistet, wenn täglich zwei Stunden über zwei bis drei Monate mit den Kindern gearbeitet werden kann. Eine solche Frequenz ist nach Zollinger – logischerweise – nur dann möglich, wenn die Kinder nicht individuell gefördert werden, sondern in Kleingruppen zusammengefasst sind.

Wichtiger ist die Ermittlung der zeitökonomisch vertretbaren, also *sinnvollen Intensität*. Die Therapie kann als sinnvoll eingestuft werden, wenn jede weitere Erhöhung der Intensität nur noch „unbedeutende" Lernfortschritte ermöglicht, Lernfortschritte, die durch den zusätzlichen Ressourcenaufwand nicht gerechtfertigt werden können.

Vom Sprachtherapeuten wird erwartet, dass die Steigerung der Therapieintensität zu schnelleren Lernfortschritten führt (Baumgartner 2008, 297). Tyler (2005) verweist auf Studien, in denen eine Intensivtherapie, die mehrmals wöchentlich durchgeführt wurde, zu schnelleren Lernfortschritten führt als eine einmal wöchentlich stattfindende Therapie. Die zu erwartenden Lernfortschritte durch eine höhere Therapieintensität sind nach Law et al. (2004) allerdings therapieabhängig und nicht eindeutig vorhersehbar. Die Richtwerte bezüglich einer sinnvollen Therapieintensität bei Spracherwerbsstörungen, die durchwegs in der Fachliteratur angegeben werden, basieren zum größten Teil auf Erfahrungswerten, und weniger auf empirischen Studien:

- Die „traditionelle Behandlung" liegt bei einer Therapieeinheit pro Woche (Tyler 2005).
- Die Mindestintensität, die signifikante Lernfortschritte ermöglicht, liegt bei zwei Einheiten pro Woche (Dannenbauer 2002b).
- Intensive, kürzere Therapiephasen sind weniger intensiven, längeren Phasen vorzuziehen (Motsch 2017).
- Therapiephasen von acht Wochen werden als Mindestdauer eines Zyklus angesehen (Law et al. 2004).

In der Interventionsstudie am Centre de Logopédie wurden die zwei Experimentalgruppen in unterschiedlicher Intensität therapiert. Die Lernfortschritte beider Gruppen wurden auf signifikante Unterschiede hin überprüft, um eine „sinnvolle Intensität" ausmachen zu können. Die Studie sollte wichtige Erkenntnisse bezüglich der Verteilung therapeutischer Ressourcen liefern (→ Kap. 3.2).

2.5 Therapie mehrsprachiger Kinder

Die *Förderung der Erstsprache*, ob zu Hause oder in der Schule, ist v. a. aus zwei Gründen von großer Bedeutung für Kinder mit Migrationshintergrund:

- Die erstsprachliche Förderung führt zu einer positiven bikulturellen Identität, Voraussetzung für eine geglückte Integration (Caprez-Krompàk 2007).

- Kompetenzen in der Erstsprache wirken sich positiv auf den Erwerb von Zweitsprachkompetenzen aus (Cummins 2001).

Aus diesen Gründen ist es für die Kinder von elementarer Bedeutung, dass die Erstsprache auch in vorschulischen Einrichtungen ihren Platz hat. Mehrsprachig aufwachsende Kinder müssen im Kindergarten die Möglichkeit haben, muttersprachlich aktiv zu sein. Eine Ausgrenzung der Erstsprache aus der Schule führt zu einem Rückschritt in der sprachlichen Entwicklung (Jampert 2002 , Schmidt 2018). Im multikulturellen Kindergarten des Wiener Integrationshauses (Kinder zwischen zwei und sechs Jahren) ist man nach jahrelangen Erfahrungen zur Schlussfolgerung gekommen, dass eine muttersprachliche Betreuung mit gleichberechtigtem Status zu einer positiv erlebten Mehrsprachigkeit führt (Buttaroni 2003, 18 ff). Um die 15 verschiedenen Sprachen einbeziehen zu können, werden auch die Eltern in die pädagogische Arbeit eingebunden.

Die *Ausgrenzung der Erstsprache* aus schulischen Einrichtungen führt dazu, dass viele Kinder nur noch unzureichende sprachliche Interaktionsmöglichkeiten haben. Eine Stagnation erstsprachlicher Kompetenzen zu einem frühen Entwicklungszeitpunkt ist die Folge. In den zwei großen internationalen Schulleistungsvergleichsstudien PISA und IGLU wurden größere Leistungsdefizite mehrsprachiger Migrantenschüler festgestellt, und, als logische Folge, deutlich geringere Bildungserfolge als bei monolingualen Schülern (Triarchi-Herrmann 2005, 28). Ihr höchstes kognitives Leistungsniveau können sie nur dann erreichen, wenn sie in ihrer dominanten Sprache und bei Verwendung von vertrauten kulturellen Inhalten unterrichtet werden.

Inwieweit sich Lernfortschritte in der Zweitsprache auf den Erstspracherwerb auswirken, ist bisher wenig erforscht. Cummins (2001) geht von einer *gegenseitigen Beeinflussung* beider Sprachen aus, v. a. wenn die Erstsprache auch außerhalb des familiären Umfeldes ihre Wichtigkeit behält. Die Beeinflussung betrifft nach Cummins ausschließlich eine gemeinsame, grundlegende, sprachlich-kognitive Ebene: dekontextualisierte Sprache, Metasprache, sprachrelevante kognitive Fähigkeiten und Schriftlichkeit. In der Interventionsstudie am Centre de Logopédie wurde auch der Transfer von grammatischen Strukturen und Regeln von der Therapiesprache auf die Erstsprache analysiert (→ Kap. 3). Es konnte festgestellt werden, dass ähnlich gelagerte Regeln in beiden Sprachen zu Transfereffekten bei vielen Kindern führen. So konnten Transfereffekte im Bereich Subjekt-Verb-Kongruenz vom Luxemburgischen in die romanischen Erstsprachen – Portugiesisch bzw. Französisch – festgestellt werden, eine intensive Therapie in der Zweitsprache Luxemburgisch vorausgesetzt. Die gegenseitige Beeinflussung bezieht demnach auch das grammatische Regelwissen ein.

In der Praxis unterscheidet sich die *Therapie von mono- und bilingualen Kindern* nicht grundsätzlich. Nur selten werden erstsprachliche Kompetenzen bzw. intersprachliche Beeinflussungen in die Zweitsprachtherapie einbezogen. Die Erstsprache wird in der Regel über die Elternpartizipation erreicht, mit dem Ziel, sprachliche Handlungsfähigkeit in beiden Sprachen zu erzielen. Die eigentliche Sprachtherapie konzentriert sich auf die Zweitsprache, in der Regel mit therapeutischen Konzepten, die auch im monolingualen Bereich Anwendung finden. Nach Heintze (2002) müssten sprachvergleichende Aspekte in die Therapie einfließen. Auf syntaktischer Ebene könnte bspw. die Verbzweitstellungsregel in Kontrastierung zur starren kanonischen Reihenfolge Subjekt-Verb-Ergänzung in den romanischen Sprachen dargestellt werden:

Heute esse ich Salat.
Aujourd'hui je mange de la salade.

Bestehende Konzepte wurden hinsichtlich „des Aufgabenfeldes der kindlichen Mehrsprachigkeit überdacht respektive weiterentwickelt" (Kracht 2003, 206). Es wird auch versucht, eine besondere Didaktik der Mehrsprachigkeit zu entwickeln. Viele Therapien, die eigentlich für die monolinguale Therapie ausgearbeitet wurden, sind im mehrsprachigen Bereich nicht wirklich effektiv (Kracht / Welling 1995).

Aus diesen Gründen wurden im Laufe der Ausarbeitung der Kontextoptimierung konsequent mehrsprachige Kinder einbezogen. Am syntaktischen Therapieziel „Verbendstellungsregel in Nebensätzen" (Berg 2007) und am morphologischen Therapieziel „Erwerb der deutschen Kasusregeln" (Motsch / Riehemann 2008) konnte, genau wie in der Studie in Luxemburg (Schmidt 2010), die Effektivität der Kontextoptimierung in der Zweitsprache nachgewiesen werden, und dies bei Kindern mit sehr unterschiedlichen Erstsprachen. Die Erstsprache wurde in diesen Studien nicht in die Therapie einbezogen. Trotz der signifikanten Lernfortschritte in der Zweitsprache ist es sicherlich sinnvoll, das therapeutische Vorgehen, wenn nur irgendwie möglich, mehrsprachig auszurichten. In diesem Rahmen können dann sprachliche Strukturen und Regeln sprachvergleichend reflektiert werden.

Die Therapie der „Kontrastoptimierung" (Schmidt 2014, 2018), in Anspielung an die „Kontextoptimierung" (Motsch 2017), versucht konsequent in der Therapie mehrsprachiger Kinder Erst- und Zweitsprache gegenüberzustellen. In kurzen, reflexiven Phasen und in zwischengelagerten Sequenzen werden erst- und zweitsprachliche Strukturen umgesetzt und bewusst miteinander verglichen.

2.6 Komplementarität von Therapie und Förderung

Die wichtigste Säule in der Förderung spracherwerbsgestörter Kinder bildet die Umsetzung einer effektiven und effizienten Therapie durch den Sprachtherapeuten.

Der Sprachtherapeut sollte sich dieser Verantwortung bewusst sein, und, wie bereits erwähnt, auf evidenzbasierte und zeitökonomische Konzepte zurückgreifen. In die eigentliche Therapie werden oft auch die Eltern oder sonstige Bezugspersonen des Kindes einbezogen. Sie können in der Rolle des Kotherapeuten oder im Sinne der Elternpartizipation eine wichtige Stütze in der Therapie sein, indem sie therapeutische Maßnahmen umsetzen (Ritterfeld 2007).

Die Therapie bewegt sich stringent an der Grenze zur aktuellen Weiterentwicklung des Kindes. Sie kann *komplementär unterstützt* werden durch allgemeine Fördermaßnahmen, die sich näher bei der Erziehung und dem schulischen Kontext bewegen (Katz-Bernstein 2003). Die eigentliche Sprachtherapie wird von Sprachtherapeuten, also von Fachleuten im therapeutischen Bereich, umgesetzt. Die Förderung kann vom gesamten Umfeld übernommen werden. Hierzu gehören in der Regel als Erstes Familienmitglieder und nähere Bezugspersonen und das pluridisziplinäre pädagogische Personal an den Schulen.

Neben der Planung der Sprachtherapie wird im Optimalfall auch die Planung der sprachfördernden Maßnahmen vom Therapeuten vorgenommen. Therapie und Förderung sind effektiver, wenn sie aufeinander abgestimmt sind.

Penner und Schmid (2005, 299) sehen auch die Kombination von „ausgeklügelten“ Therapiebausteinen „mit der Option einer täglichen Förderung in der natürlichen Umgebung des Kindes als optimale Förderung des Kindes an“.

Die Förderung muss v.a. unter dem Aspekt des sprachlichen *Transfers* betrachtet werden. Sprachliche Strukturen, die das Kind in der Therapie erfasst und ausprobiert hat, müssen in den Alltag übertragen werden. Die näheren Bezugspersonen und der Therapeut überlegen gemeinsam, welche spezifischen Situationen im Tagesablauf besonders geeignet sind, um Sprache umzusetzen: gemeinsame Spiele, gemeinsame Aktivitäten oder

Gespräche, wie beispielsweise das Diskutieren über das Basketballspiel vom Wochenende. Das Kind wird in diesen Situationen zum Sprechen stimuliert, die sprachlichen Zielstrukturen werden möglichst prägnant präsentiert, die sprachlichen Äußerungen des Kindes werden modelliert, v. a. ergänzt und erweitert. Die sogenannten Modellierungstechniken (Dannenbauer 2002 b) ermöglichen einen hohen Umsatz an Zielstrukturen.

Sprachtherapie und Sprachförderung sind nach dieser Ansicht Teil eines umfassenden Konzeptes, in dem auch die Erstsprache mehrsprachiger Kinder von Bedeutung ist. Sprachstörungsspezifische Therapieeinheiten stehen in ständiger Wechselwirkung mit allgemeinen Fördermaßnahmen. Die Fördermaßnahmen haben besonders auch im Klassenzimmer ihren Platz, ob in der Förder- oder Regelschule, vorausgesetzt, dass ein regelmäßiger Kontakt zwischen Sprachtherapeut und Schulpersonal besteht. Sie sind leicht in den Schulalltag integrierbar und bedürfen weder besonderer Planung noch besonderer Freiräume.

3 Kontextoptimierung in der frühen Kindheit

3.1 Darstellung des Konzeptes

Kontextoptimierung ist eine Sprachtherapie für Kinder und Jugendliche, die Schwierigkeiten im Erwerb grammatischer Kompetenzen aufzeigen, v. a. für Kinder mit einer spezifischen Spracherwerbsstörung. Die Therapie wurde an der Universität zu Köln und der Pädagogischen Hochschule Heidelberg von Prof. Dr. Hans-Joachim Motsch im Rahmen des Forschungsprojektes „Förderung grammatischer Fähigkeiten spracherwerbsgestörter Kinder“ ausgearbeitet. Das erste Ziel des Projektes, welches 1999 ins Leben gerufen wurde und sich über zehn Jahre erstreckte, bestand darin, eine effektive Therapie zu entwickeln: Kinder mit grammatischen Störungen sollen in kurzen Therapiephasen signifikante Lernfortschritte erzielen. Eine mutige Herausforderung, wenn man bedenkt, wie komplex und langwierig die Therapie grammatischer Störungen in der Regel ist. Die Fortschritte stellen sich oft nur zögerlich ein, grammatische Therapien erstrecken sich nicht selten über Jahre.

Die *Skepsis über die Effektivität bestehender Konzepte* war in den 1990er Jahren aufgrund diverser Veröffentlichungen und Studien, aber auch aufgrund individueller Erfahrungswerte der Sprachtherapeuten, groß. Aus diesem Grunde wurden zu jener Zeit vermehrt Maßnahmen umgesetzt, die eher dem Bereich Förderung zuzuweisen waren. Die eigentliche Therapie beschränkte sich oft auf das Einüben von Satzmustern. Die Therapiesequenzen waren sehr gekünstelt, losgelöst vom Rahmenthema oder Unterrichtsgeschehen, mit wenig Bezug für das Kind. Zudem stand nicht das Entdecken von Regeln im Mittelpunkt, sondern die Reproduktion von ganzheitlich gelernten Sätzen. Es entstand eine automatisierte Sprache, ohne Transfergarantie, d. h., dass die gelernten Strukturen nicht in neuen Situationen abgerufen werden konnten. Erst seit dem entwicklungsproximalen Ansatz von Dannenbauer (2002 b) stehen die grammatischen Regeln vermehrt im Fokus der Therapie. Durch eine gehäufte und prägnante Präsentation der Zielstrukturen in natürlichen Kommunikationssituationen soll das Kind die grammatischen Regeln entdecken. Parallel dazu werden Situationen und Anlässe geschaffen, in denen das Kind die Zielstrukturen praktisch gezwungenermaßen produktiv anwenden muss. Trotzdem lassen auch im entwicklungsproximalen Ansatz die Lernfortschritte der Kinder oft lange auf sich warten.

Aus diesen Gründen stand die *Evidenzbasierung* im erwähnten Forschungsprojekt von Anfang an im Mittelpunkt. Neben vielen Einzelfallstudien und Studien mit kleineren Gruppen (u. a. Motsch / Ziegler 2004;

Motsch / Seiffert 2008), vom Vorschulalter bis auf die Sekundarstufe, konnten im Laufe der zehn Jahre *drei größere Interventionsstudien* den Nachweis erbringen, dass das Therapiekonzept auch tatsächlich zu signifikanten Lernfortschritten bei spracherwerbsgestörten Kindern führt, und dies innerhalb eines Zeitraums von maximal zwölf Wochen:

- Interventionsstudie 2001–2002 (Motsch / Berg 2003; Berg 2007): Erwerb der Verbendstellungsregel in subordinierten Nebensätzen, Zielpopulation: Dritt- und Viertklässler aus diversen Sprachheilschulen in Baden-Württemberg.

Schlussfolgerung: Kontextoptimierung hat sich als effektive Methode zur Förderung subordinierter Nebensätze erwiesen, sowohl in der kontextoptimierten Kleingruppentherapie, als auch in unterrichtsintegrierten Therapiephasen.

- Interventionsstudie 2005–2006 (Motsch / Riehemann 2008): Erwerb der Kasusregeln, Zielpopulation: Zweitklässler aus unterschiedlichen Schulen mit dem Förderschwerpunkt Sprache in Nordrhein-Westfalen.

Schlussfolgerung: Kontextoptimierung hat zu signifikanten Verbesserungen im Erwerb der Kasusfähigkeiten geführt, dies in unterrichtsintegrierten Therapiephasen.

- Interventionsstudie 2007–2008 (Motsch / Schmidt 2009; Motsch / Schmidt 2010; Schmidt 2010): Erwerb der Verbzweitstellungsregel und der Subjekt-Verb-Kontroll-Regel, Zielpopulation: Vorschulkinder des Centre de Logopédie in Luxemburg.

Schlussfolgerung: Kontextoptimierung hat den Kindern zu hoch bis höchst signifikanten Fortschritten im Erwerb der Verbzweitstellung und Subjekt-Verb-Kongruenz verholfen, dies in Therapiegruppen bis zu neun Kindern.

Die Umsetzung des Konzeptes wurde insbesondere in den Veröffentlichungen von Motsch („Kontextoptimierung“, 2017) und Berg („Kontextoptimierung im Unterricht“, 2018, mit einer umfangreichen Sammlung von Praxisbeispielen zum kontextoptimierten Unterricht) praxisnah beschrieben.

Das Konzept wurde auf Basis der Stärken bestehender Therapien konzipiert. Wesentliche Prinzipien wurden aus diesen Therapien extrahiert, modifiziert und über mehrere Jahre zu einem schlüssigen, integrativen Konzept gebündelt. Die Berücksichtigung dieser Prinzipien bei der Planung, Durchführung und Analyse der Therapieeinheiten ist wesentlich, um schnelle und „generalisierbare“ Lernfortschritte zu ermöglichen. Generalisierbar in dem Sinn, dass aufgrund der drei Interventionsstudien schlussfolgernd behauptet werden kann, dass bei fast allen spracherwerbsgestörten Kindern und Jugendlichen (→ Kap. 3.2) signifikante bis häufig höchst signifikante Lernfortschritte in kurzen Therapiephasen erreicht wurden,

- von der Vorschule bis in die Sekundarstufe,
- mit und ohne Migrationshintergrund,
- mit ganz unterschiedlichen Erscheinungsformen der Spracherwerbsstörung,
- mit unterschiedlichen Lernvoraussetzungen.

Diese Generalisierung ist nur durch ein integratives Konzept möglich, in dem die verschiedenen sprachlichen Modalitäten Produktion, Rezeption und Reflexion im kurzfristigen Wechsel einbezogen werden:

- Rezeptive Phasen, in denen die Aufmerksamkeit des Kindes durch die Gestaltung des Inputs und des gesamten Kontextes auf die grammatischen Regeln fokussiert wird.
- Produktive Phasen, in denen das Kind „aktiv“ wird, indem es die grammatischen Regeln selbst anwendet.
- Reflexive Phasen, in denen die Form der Zielstruktur im Mittelpunkt steht.

Dieser Modalitätenwechsel führt zu einem Wechsel von Verstehen und Produzieren, Erarbeiten und Erproben, Üben und Spielen, Sprechen und Reflektieren (Motsch 2017).

Die *Prinzipien des Konzeptes* werden ausführlich und anhand von zahlreichen Beispielen in der Publikation von Motsch (2017) erläutert und sollen deshalb im Folgenden nur in Kürze dargestellt werden. Im praktischen Teil dieser Veröffentlichung (→ Kap. 4) wird die Umsetzung der Prinzipien in Bezug zu den einzelnen Sprachzielen detailliert anhand von zahlreichen Beispielen erläutert. Die Prinzipien resultieren aus den *drei Pfeilern* des Konzeptes: Ursachenorientierung (1.), Ressourcenorientierung (2.) und Modalitätenwechsel (3.).

Ursachenorientierung

Die spracherwerbsgestörten Kinder zeigen v.a. in den Bereichen phonologischer Arbeitsspeicher und phonologische Diskriminationsfähigkeit Schwierigkeiten auf. Das Verarbeiten von längeren Sätzen und das Erkennen von morphologischen Markierungen fallen ihnen schwer. Durch die prägnante Darstellung der kritischen Merkmale sollen die Kinder trotzdem die zentralen grammatischen Regeln erfassen, mit dem Ziel, die Blockaden im Grammatikerwerb zu überwinden. „Prägnante Darstellung" heißt, wichtige grammatische Elemente in möglichst kurzen Sätzen besonders hervorheben, und zwar in Sätzen, in denen die grammatische Regel eindeutig zu erkennen ist. Die Verbzweitstellungsregel und die Markierung des Verbs sind z.B. in kurzen, dreigliedrigen Sätzen (Was isst du? Salat esse ich.) viel eher zu erkennen als in einem längeren Satz mit Elementen, die nur störend für die Erkennung der Regel sind (Was willst du heute Mittag als Nachtisch haben? Drei Kugeln Himbeereis mag ich am liebsten essen.).

Folgende Prinzipien sollen demnach die Erfassung der zentralen grammatischen Regeln erleichtern:

Sensibilisierung auf Morphemmarkierungen

Spracherwerbsgestörte Kinder haben oft Schwierigkeiten, wichtige grammatische Markierungen überhaupt zu erkennen. Im Rahmen von phonologischen Bewusstheitsübungen werden diese Fähigkeiten systematisch aufgebaut (→ Kap. 3.5), von der Identifikation und Differenzierung von Geräuschen bis hin zur Identifikation von Plosiven in Finalstellung (er schreibt) und zur Differenzierung von Nasallauten (unter den Tisch / unter dem Tisch). Sogenannte „Kick-offs" („Anstoß" zum Erfassen einer Regel, → Kap. 4), zumeist in Form von kurzen Geschichten, haben als Ziel, die Kinder hinsichtlich wichtiger Markierungen zu sensibilisieren.

Professionelle Sprechweise des Therapeuten

Der Therapeut nimmt bewusst prosodische Veränderungen vor, um die Wahrnehmung der kritischen Merkmale der Zielstruktur zu erleichtern. So spricht er beispielsweise ein Verbsuffix verlangsamt, akzentuiert und fraktioniert aus, indem er eine kurze Pause vor und nach der Markierung macht:

Du mal / ssst / ein Boot. Er mal / t / kein Boot.

Kürzestmögliche Zielstruktur ohne Ablenker und Verwirrer mit häufiger Kontrastierung

In den kontextoptimierten Phasen wird großer Wert darauf gelegt, dass dem Kind ein sprachlicher Input angeboten wird, der für das Erkennen von grammatischen Regeln optimal ist. Die Äußerungen müssen aufgrund des eingeschränkten phonologischen Arbeitsspeichers kurz sein, dürfen keine unnötigen oder verwirrenden Elemente enthalten. Beispielsweise wird die korrekte Verbstellung am besten in kurzen Sätzen von drei Elementen erkannt, in denen das Verb an zweiter Position steht, und dies in unterschiedlichen Satzstrukturen, um eine Kontrastierung zu ermöglichen:

> Ich esse ein Eis. Was isst du? Eine Tomate esse ich.

Beispiele mit Ablenkern (unnötige Satzglieder, wie „erst heute Abend") und Verwirrern (Ausnahmen der Verbzweitstellungsregel, wie Entscheidungsfragen oder die Befehlsform) wären folgende:

> Isst du eine Tomate? Iss deine Tomate! Ich will meine Tomate erst heute Abend essen.

Ressourcenorientierung

Schwierigkeiten im Bereich der auditiven Verarbeitung werden durch den konsequenten Einbezug metasprachlicher und visueller Fähigkeiten zu kompensieren versucht. Spracherwerbsgestörte Kinder besitzen in der Regel vergleichbare metasprachliche und visuelle Fähigkeiten wie sprachlich unauffällige Kinder (→ Kap. 1). Folgende Prinzipien sollen den Kindern helfen, diese Fähigkeiten maximal auszunutzen:

Reflexive Gespräche, wahrnehmbare Strukturen, Schrift

In kurzen Gesprächen steht die Form der sprachlichen Zielstruktur im Mittelpunkt. Sprache wird zum „Gegenstand der Reflexion" gemacht (Motsch 2017). Die fokussierenden Gespräche basieren auf einer wichtigen Maxime: „Reduktion auf das Wesentliche". Die wesentlichen Merkmale der grammatischen Regeln stehen im Mittelpunkt der Reflexion (→ Kap. 3.3 und → Kap. 4). Reflektiert wird v. a. anhand der Realisationsformen der Kinder, die untereinander und mit denjenigen des Therapeuten verglichen werden, und dies unter Einbezug visuell wahrnehmbarer Medien, wie dem Subjekt-Verb-Kongruenz-Poster, einem Tafelbild, dem Verbzweitstellungsmodell, dem Drachenwort oder dem Kasusposter. Des Weiteren werden Gesten, Handzeichen und Schriftzeichen (wie das „st" zur Verdeutlichung der Verbmarkierung in der 2. Person Einzahl) eingesetzt.

Handlungsmäßige Erfahrungen

Die Funktion grammatischer Regeln wird von den Kindern leichter wahrgenommen, wenn sie diese in eigenen Handlungen erleben. Die Arbeit an einem neuen Therapieziel beginnt aus diesem Grunde immer mit einem

Kick-off. Dieser „Anstoß" soll dem Kind einprägsam verdeutlichen, worum es in den nächsten Wochen geht. Eine neue grammatische Regel wird sehr kindgerecht dargestellt, meistens als Geheimnis in eine kleine Geschichte eingebettet, die von den Kindern als Rollenspiel umgesetzt wird. Dies führt sofort in der ersten Therapieeinheit zu einem emotional verankerten Aha-Erlebnis. Im Laufe der Therapieeinheit und mit Bezug auf die Kick-off-Geschichte wird die grammatische Regel dann „visualisiert".

Formate des Kindes finden

Auch die Lernmotivation stellt eine wichtige Ressource des Kindes dar. Die Motivation ist sehr eng an die Berücksichtigung der Interessen und Erfahrungen des Kindes gebunden. Ähnlich wie im entwicklungsproximalen Ansatz stehen Formate, also Spiel- und Handlungskontexte, im Mittelpunkt, die aus den Interessen und Erfahrungen des Kindes abgeleitet sind. Die Formate sollen in ihrer Form (Spielregeln, Handlungsablauf) relativ einfach sein. Komplexe Formate erfordern viel Aufmerksamkeit, stellen situative Ablenker dar, die die Aufmerksamkeit auf die grammatischen Strukturen erschweren. Die Formate werden in Rahmenthemen eingepackt, die über mehrere Wochen Bestand haben und die vom semantischen Standpunkt aus nicht zu anspruchsvoll sind. Auch dies erhöht die Motivation der Kinder und erleichtert das Erfassen der grammatischen Regeln.

Modalitätenwechsel

Der bereits erwähnte Wechsel zwischen implizitem, also unbewusstem, und explizitem, also bewusstem Lernen, führt zu schnelleren Lerneffekten und zum erwünschten Transfer der gelernten Strukturen in die Spontansprache. Alternierend liegt der Schwerpunkt der Therapieeinheiten auf der Rezeption und der Produktion der Zielstrukturen, also abwechselnd auf dem funktionalen Erleben und dem formalen Üben, um den Form-Funktionszusammenhang zu erfassen und den Übergang in die Spontansprache zu beschleunigen. In den Therapieeinheiten im Praxisteil dieser Publikation wird diesem *„geplanten Wechsel"* konsequent Rechnung getragen:

- Innerhalb von strukturierten Therapiephasen von 15 bis 30 Minuten werden die Kinder praktisch „gezwungen", die erwünschten Zielstrukturen selbst anzuwenden. Dies ist v.a. dann der Fall, wenn den weiter unten dargestellten „produktionsorientierten" Prinzipien konsequent Rechnung getragen wird. Innerhalb dieser Phasen wird zudem gehäuft auf reflexive Elemente zurückgegriffen, die mit den Kindern erarbeitet wurden (z.B. Verbzweitstellungsmodell). In kurzen Hinweisen oder ausführlicheren Gesprächen wird über die Realisationen der Kinder und die erwünschte Zielstruktur reflektiert.

- Diese strukturierten Phasen wechseln mit weniger strukturierten, ***offeneren*** Phasen ab, in denen die Zielstruktur vom Therapeuten gehäuft und prägnant präsentiert, also immer wieder verwendet wird, in denen aber auch gelegentlich Ablenker auftauchen dürfen (längere Sätze, die nicht auf die kürzestmögliche Zielstruktur reduziert sind). Die Äußerungen der Kinder sind weniger durch die Situation bestimmt, es kommt zu längeren und spontaneren Äußerungen, die, bei guter Planung des Situationsrahmens, auch notgedrungen sehr häufig die erwünschte Zielstruktur beinhalten. Dieses Erproben in neuen, komplexeren Situationen, oft in Form von Aufgabenstellungen, fördert den Transfer in die Spontansprache.

Neben diesem „geplanten Wechsel“ kommt es v.a. innerhalb der sehr strukturierten Phasen häufig zu einem *kurzrhythmischen Modalitätenwechsel*. Dem Kind wird die Zielstruktur prägnant, ohne Ablenker und Verwirrer, also in ihrer kürzestmöglichen Form, präsentiert. Sofort anschließend wird das Kind durch den Ablauf der Situation und den Einbezug der unten dargestellten „produktionsorientierten Therapieprinzipien“ dazu „gezwungen“, ähnliche Zielstrukturen zu produzieren. Es kommt dadurch zu einem kurzrhythmischen Wechsel von Aufnehmen und Produzieren. Diese *doppelte Wellenbewegung*, der geplante und der kurzrhythmische Wechsel, hat sich als wichtiges Element der Kontextoptimierung erwiesen.

Das Evozieren sprachlicher Zielstrukturen erfolgt aus dem Handlungskontext, ist nicht gekünstelt, im Sinne von reproduzierten Modellsätzen. Situationen, in denen sprachliche Äußerungen nicht kommunikativ erforderlich sind bzw. nicht durch den Kontext evoziert werden, sind nur wenig motivierend für das Kind. Zudem führen sie nicht zur notwendigen Anstrengung, Sätze eigenständig zu produzieren und Regeln anzuwenden. Während der Planung der therapeutischen Aktivitäten werden aus diesem Grunde wichtige Prinzipien berücksichtigt:

Produktionsorientierte Prinzipien

- Die Verdopplung des Subjekts und/oder der Ergänzung führt zur ganz natürlichen Produktion der erwünschten Struktur, zu ***zwingenden Kontexten***. Das Kind muss präzise erwähnen, wen oder was es gemeint hat, ansonsten ist die Situation oder der Handlungsablauf nicht eindeutig: „Tweety nimmt die Tomate.“ „Pluto nimmt das Eis.“ Auch die Verdopplung des Verbs führt zu zwingenden Kontexten: „Tweety isst die Tomate.“ „Pluto wirft die Tomate.“ Dies trifft beispielsweise auch auf die Evozierung von Nebensätzen zu: „Weil ich den Hund füttere.“ „Weil ich die Katze streichele.“
- Der Kontext sollte auch immer so geplant sein, dass ***Kommentierungen zwingend erforderlich*** sind. Dies ist zum Beispiel dann der Fall, wenn ein Kind etwas sieht, was die anderen Kinder nicht sehen, oder wenn ein Kind etwas weiß, was die anderen Kinder nicht wissen. Etwas versprachlichen,

was sowieso schon jeder sieht oder weiß, ist wenig motivierend! Räumliche Abtrennungen in der Klasse, durch niedrige Schränke oder durch Vorhänge, genau wie der Einsatz von Tastsäcken oder Decken, können Kommentierungen zwingend erforderlich machen.

- Besonders zum Sprechen angeregt werden die Kinder, wenn ihre Äußerungen einen besonderen Effekt auslösen. Zum Beispiel verschwindet der böse Drache wieder, das Kind erhält ein erwünschtes Objekt (z.B. eine Figur oder eine Spielkarte), oder die Handlung schreitet einfach voran. Die Produktion der Zielstruktur übt eine besondere Macht aus (***Macht der Worte***).

Der therapeutische Kontext wird anhand der erwähnten Prinzipien so aufgebaut, dass die evozierten Sätze die jeweiligen Zielstrukturen enthalten.

Im Laufe der Aktivitäten werden die Kommentierungen vom Therapeuten zudem kontrolliert eingesetzt (*Kontrolle der eigenen Kommentierungen*). Kurze Aufforderungen und vage Fragen (Jetzt du! Und? Was jetzt? Was tust du?) führen eher zu den erwünschten Äußerungen der Kinder als präzise Fragen (Was isst du?). Die erwünschte, dreigliedrige Antwort Subjekt-Verb-Ergänzung (Ich esse eine Banane.) zur Erkennung der Verbzweitstellung wird nicht durch eine präzise Frage evoziert (Was isst du? Eine Banane.).

3.2 Interventionsstudie

An der Interventionsstudie in Luxemburg nahmen 49 spracherwerbsgestörte Kinder im Alter von vier bis sechs Jahren mit erheblichen Schwierigkeiten im Erwerb grammatischer Kompetenzen über einen Zeitrahmen von acht Monaten teil. Die Kinder wiesen in der Eingangsdiagnose große Defizite im phonologischen Arbeitsspeicher auf. Die kontextoptimierte Therapie erstreckte sich über zehn Wochen und wurde in Gruppen bis zu neun Kindern durchgeführt. Die beiden Experimentalgruppen unterschieden sich ausschließlich durch die Therapiefrequenz. Die erste Gruppe (Exp1, n=15) wurde viermal wöchentlich, die zweite (Exp2, n=17) zweimal wöchentlich therapiert. Die Therapieeinheiten dauerten jeweils 40 Minuten. Die Kontrollgruppe (KG, n=17) erhielt über die gesamte Dauer der Intervention auch eine Therapie im grammatischen Bereich (kontrollierte Studie), dies anhand alternativer Therapiekonzepte. Die Zuweisung zu den einzelnen Gruppen wurde dem Zufall überlassen (randomisierte Studie).

Die drei Vergleichsgruppen bestanden zur Hälfte aus Kindern mit romanischem Migrationshintergrund, zumeist Kinder mit portugiesischer oder französischer Erstsprache. Die Therapie fand demnach für sie in der Zweitsprache (L2) statt.

Die *Mittelwertvergleiche* zeigten die Effektivität der kontextoptimierten Gruppentherapie im Kindergarten eindrucksvoll auf. Nach zehn Therapiewochen lagen die korrekten Verbmarkierungen der Kinder der Exp1 bei 85,79 % und die korrekten Verbstellungen bei 92,21 %, bei den Kindern der Exp2 bei 76,81 % bzw. 67,13 % (Ausgangswerte um die 30 %). Die Unterschiede mit der Kontrollgruppe waren höchst signifikant. Der Vergleich der beiden Experimentalgruppen untereinander zeigt deutlich die größeren Lernfortschritte auf, die durch eine Erhöhung der Therapiefrequenz von zwei auf vier Therapieeinheiten pro Woche möglich sind.

Anhand der Mittelwertvergleiche konnten Richtwerte bezüglich der erforderlichen Anzahl an Therapieeinheiten ermittelt werden (Tab. 1), die zum Erwerb der beiden grammatischen Regeln (Schwerpunkt 1) notwendig sind (80 % korrekte Items).

Therapieintensität	Anzahl an Therapieeinheiten	Dauer der Therapiephase
2-mal wöchentlich	+/– 30	+/– 15 Wochen
3-mal wöchentlich	+/– 27	+/– 9 Wochen
4-mal wöchentlich	+/– 24	+/– 6 Wochen

Tab. 1: Erforderliche Therapieeinheiten, je nach Therapieintensität

Die intensive Therapie im Luxemburgischen hat bei den Kindern mit Migrationshintergrund zu *Transfereffekten* geführt. In der romanischen Erstsprache erhöhten sich die korrekten Verbmarkierungen der Exp1 nach zehn Therapiewochen um 28 %, die der Exp2 um 12,33 %. Bei vergleichbaren Regeln in beiden Sprachen (Markierung des Verbs hängt vom Subjekt ab) kann v. a. bei einer intensiven Therapie mit Transfereffekten gerechnet werden.

Wichtig für die therapeutische Planung ist auch, dass weder die kognitiven Fähigkeiten der Kinder, noch die Leistung des phonologischen Arbeitsgedächtnisses, noch das Alter der Kinder, noch die sprachlichen Kompetenzen in der Erstsprache der Kinder mit Migrationshintergrund einen nennenswerten Einfluss auf die Lernfortschritte ausübten.

Die *Einzelfallanalyse* hat nur bei wenigen Kindern keine signifikanten Lernfortschritte ergeben.

Aus dieser Studie geht eindeutig hervor, dass die im 4. Kapitel ausführlich dargestellten Therapieeinheiten über den Status eines „reichhaltigen Fundus an beispielgebenden Therapieideen“ (Motsch 2017, 10) oder „Praxisbausteinen“ (Berg 2018) hinausgehen. Die Therapieeinheiten, in ihrer Chronologie umgesetzt und an die jeweilige Zielgruppe angepasst, können als „Therapieprogramm“ angesehen werden. Dies liegt – nach der Auswertung der Interventionsstudie – an der konsequenten Berücksichtigung der Prinzipien der Kontextoptimierung, die Einflüsse durch Faktoren wie phonologischer Arbeitsspeicher, kognitive Kompetenzen, Therapie in der Zweitsprache oder unterschiedliche Erscheinungsbilder der Spracherwerbsstörung größtenteils ausschließen.

Die Therapieeinheiten können zudem leicht auf andere Rahmenthemen übertragen oder aber als Ideensammlung genutzt werden, um neue Therapieeinheiten zu planen.

3.3 Vorgehensweise

Analyse der sprachlichen Kompetenzen

Im Blickfeld der Sprachanalyse stehen die erwähnten grammatischen Schwerpunkte:

- Subjekt-Verb-Kontroll-Regel und Verbzweitstellungsregel
- Verbendstellungsregel in subordinierten Nebensätzen
- Kasusregeln

Im Rahmen der Interventionsstudie am Centre de Logopédie in Luxemburg wurden Vor- und Nachteile der *Spontansprachanalyse* und der *evozierten Sprachanalyse* analysiert. Die Lernfortschritte der Kinder wurden in einer ersten Phase anhand der **e**vozierten **S**prachdiagnose **gra**mmatischer **F**ähigkeiten (ESGRAF, Motsch 2000) überprüft. Kontrolliert wurden die Fortschritte anschließend punktuell durch eine Spontansprachanalyse (spontanes Spiel mit kleinen Spielfiguren). Zusammenfassend wurden folgende Schlussfolgerungen gezogen:

- Die ermittelten Fähigkeiten (in Prozentwerten korrekter Zielstrukturen ausgedrückt) liegen in einer Spontansprachanalyse über den Werten einer evozierten Sprachanalyse.
- In Spontansprachanalysen haben die Kinder die Möglichkeit, auf erworbene grammatische Strukturen zurückzugreifen, was in evozierten Sprachanaly-

sen nur bedingt möglich ist. Die ermittelten Werte in spontanen Analysen können demnach auf höhere Fähigkeiten hindeuten, als dies tatsächlich der Fall ist.

- Die Lernfortschritte werden in evozierten Sprachproben eindeutiger erfasst. Die Situation ändert nicht, die Anforderungen an das Kind bleiben identisch.
- Evozierte Sprachanalysen haben den großen Vorteil, dass der Zeitaufwand im Vergleich zu Spontansprachanalysen erheblich kleiner ist.

Im Durchschnitt wurden in den mehreren hundert Sprachanalysen binnen sieben Minuten um die 30 Zielstrukturen evoziert. In den Spontansprachanalysen wurden in etwa der doppelten Zeitspanne je nach Zielstruktur zwischen sechs und 28 Items produziert. Die Anzahl von 25 bis 30 Realisationen der erwünschten Zielstruktur reicht nach den Schlussfolgerungen der Interventionsstudie völlig aus, um die sprachlichen Fähigkeiten innerhalb eines Therapieziels differenziert einschätzen zu können.

ESGRAF wurde in den letzten Jahren weiterentwickelt. Anhand der neuen ESGRAF-R (Motsch 2013) können die grammatischen Fähigkeiten in noch kürzerer Zeit bestimmt und förderrelevante Informationen erhoben werden.

Planung der Therapieeinheiten

Die konkrete Lernsituation, der therapeutische Kontext, kann durch planbare und veränderbare Elemente beeinflusst werden (Motsch 2017, → Kap. 3.1), wie zum Beispiel durch das ausgewählte Sprachmaterial, die geplante Situation, die Sprechweise des Therapeuten und die eingesetzten Hilfen zum Entdecken und Anwenden der grammatischen Zielstruktur.

Kontextoptimierung ist, wie bereits erwähnt, v.a. dann sehr effektiv, wenn die erwähnten Prinzipien in ihrer Integralität berücksichtigt werden. Am einfachsten geschieht dies anhand der nachfolgenden *Planungsschritte*. Diesen wird im Praxisteil (→ Kap. 4) in den 85 Therapieeinheiten konsequent Rechnung getragen:

1. Die Lernsituation ist in ein über mehrere Wochen gleichbleibendes ***Rahmenthema*** eingebettet. Das Rahmenthema orientiert sich an den kindlichen Interessen und Erfahrungen und vereinfacht den semantischen Bezugsrahmen. Das Kind wird nicht permanent im Laufe der kontextoptimierten Phasen mit neuen Wörtern konfrontiert, die das Erfassen der grammatischen Regel erschweren.
2. Das ***Sprachmaterial***, welches im Laufe der Therapieeinheit im Fokus steht, wird sehr sorgfältig ausgewählt. Es muss zu Beginn die kürzestmögliche Form aufweisen und sollte weder Ablenker noch Verwirrer beinhalten (→ Kap. 3.3).

3. Der Handlungsrahmen wird durch das ausgewählte ***Format*** bestimmt und versucht dem ***geplanten Wechsel*** produktiver und rezeptiver Phasen Rechnung zu tragen. Mögliche Formate (Kap. 4): Geschichte, Rollenspiel, Konstruktion (eines Spiels oder eines Objekts), Buch, Sprachspiel (z.B. Memory gegen den bösen Drachen oder Bingo), Lied und Gedicht.
4. Innerhalb der produktiven Phasen wird ganz besonders auf den Einsatz der ***produktionsorientierten Prinzipien*** geachtet: zwingender Kontext, Kontrolle der eigenen Redebeiträge, Kommentierung zwingend machen, Macht der Worte (→ Kap. 3.1).
5. Zuletzt werden die Fortschritte der Kinder individuell betrachtet, um eine effektive ***Feinabstimmung*** vornehmen zu können. Dies wird anhand der Sprechweise des Therapeuten (professionelle Sprechweise wird mehr oder weniger gezielt eingesetzt), der Sensibilisierung auf Morphemmarkierungen (bestimmte Markierungen werden z.B. besonders betont oder stehen im Fokus der Handlung), fokussierender Gespräche (formale Aspekte stehen mehr oder weniger im Blickpunkt), wahrnehmbarer Strukturangebote (die gemeinsam erarbeiteten Visualisierungshilfen werden mehr oder weniger eingebracht) erreicht.

Der **Planungsablauf** sieht demnach wie folgt aus:
1. Rahmenthema bestimmen
2. Auswahl des Sprachmaterials
3. Format bestimmen und Modalitätenwechsel planen
4. Produktionsorientierte Prinzipien einsetzen
5. Feinabstimmung

Auswahl des Sprachmaterials

Das Sprachmaterial bezieht sich auf die drei erwähnten Schwerpunke des Grammatikerwerbs.

1. Verbmarkierung und Verbzweitstellung

Verbmarkierung: Die Subjekt-Verb-Kontroll-Regel wird anhand der 1., 2. und 3. Person Einzahl verdeutlicht. Innerhalb einer Therapiesequenz wird in der Regel die 2. Person Einzahl (als uniquen Markierung im Deutschen) mit der 1. oder 3. Person Einzahl kontrastiert. Die ausgewählten Verben sollen regelmäßige Markierungen aufweisen:

- du geh<u>st</u> – ich geh<u>e</u> bzw. du geh<u>st</u> – er geh<u>t</u>

Um die Regel leichter erfassen zu können, wird in den ersten Therapieeinheiten ein einziges Verb verwendet.

Verbzweitstellung: Zur Verdeutlichung der Verbstellung sind dreigliedrige Sätze zwingend notwendig (kürzestmögliche Zielstruktur). Die unterschiedlichen Satzschemata werden innerhalb einer Therapiephase untereinander kontrastiert:

> Ich trinke Milch. Was trinkst du? Wasser trinkst du.

Zweigliedrige Sätze reichen nicht aus:

> Ich trinke. Du trinkst.

Das Verb steht sowohl in Zweit- als auch in Finalstellung.

Längere Sätze beinhalten notgedrungen sprachliche Ablenker, die Regel ist schwieriger fassbar:

> Ich trinke gerne Milch. Was trinkst du am liebsten?
> Eiskaltes, frisches Wasser trinkst du.

In einer zweiten Phase werden zusätzlich zweigliedrige Verben sowie Adverbiale Bestandteil des Sprachmaterials:

> Ich ziehe die Hose an. Ich will die Mütze kaufen.
> Danach kaufst du den Schal. Nächste Woche kauft er die Jacke.

Erst die korrekte Anwendung dieser Strukturen führt zum Abschluss dieses Therapieziels.

2. Verbendstellung in subordinierten Nebensätzen

Die Verbendstellung in subordinierten Nebensätzen wird anhand einer subordinierten Konjunktion (weil, wenn, damit), einem Subjekt, einem Verb und einem weiteren Element, entweder einem Objekt oder einem Adverb, verdeutlicht (kürzestmögliche Zielstruktur):

> …, weil ich Milch trinke.
> …, wenn ich Durst habe.
> …, damit ich schnell schlafe.

Ohne Objekt oder Adverb steht das Verb nicht nur am Satzende, sondern auch direkt hinter dem Verb, wodurch die Regel nicht erkenntlich ist:

> …, weil/wenn/damit ich trinke.

Längere Sätze beinhalten notgedrungen sprachliche Ablenker:

…, weil ich morgen die Milch in der Schule trinke.

Allerdings eignen sich solche Sätze, um dem Kind die Endstellung deutlich zu machen. Das Verb steht wirklich ganz zum Schluss des langen Nebensatzes. Dies wird umso deutlicher, wenn nach der Konjunktion und vor dem Verb kurze Pausen eingelegt werden und der Teil zwischen den Pausen relativ schnell und unbetont ausgesprochen wird:

…, weil / ich morgen die Milch in der Schule / trinke.

Zusätzlich wird das finite Verb durch eine „Tippbewegung" des ausgestreckten Zeigefingers (Bewegung von oben nach unten) hervorgehoben. Die Nebensätze werden innerhalb einer Therapiephase mit der Zweitstellung des Verbs in Hauptsätzen kontrastiert:

Ich trinke Milch. …, wenn ich Milch trinke.

3. Kasusmarkierung

Die **Akkusativmarkierung** wird am besten anhand von elliptischen Äußerungen verdeutlicht (kürzestmögliche Zielstruktur):

Was willst du? Den Stuhl.
Wohin kletterst du? Auf den Stuhl.

Diese werden mit der Nominativmarkierung kontrastiert: der Stuhl. Eine Vorbedingung besteht demnach darin, dass die Akkusativmarkierung nur anhand von Wörtern verdeutlicht wird, bei denen das Kind genussicher ist (korrekter Gebrauch des Artikels im Nominativ). Die Kasustherapie vollzieht sich anhand eines genussicheren Basiswortschatzes innerhalb eines Rahmenthemas.

Auch die **Dativmarkierung** wird am besten anhand von elliptischen Äußerungen verdeutlicht (kürzestmögliche Zielstruktur):

Wem gibst du das Auto? Dem Mädchen.
Wo sitzt du? Auf dem Stuhl.

Diese werden mit der Akkusativmarkierung kontrastiert: den Stuhl.

Unwichtig ist, ob die Markierungen zuerst in Nominalphrasen (den Stuhl, dem Mädchen) oder Präpositionalphrasen (auf den Stuhl, auf dem Stuhl) verdeutlicht werden.

Sowohl im Akkusativ als auch im Dativ wird immer zuerst auf männliche Nomen zurückgegriffen (ohne Genusvariation): der Stuhl, den Stuhl, dem Stuhl. Erst wenn die Akkusativ- bzw. Dativregel anhand der männlichen Markierung erfasst und umgesetzt wird, werden weibliche und sächliche Nomen einbezogen (Genusvariation). Diese werden dann mit der männlichen Markierung kontrastiert:

Im Akkusativ: den Stuhl, die Tafel, das Pult (nur der männliche Artikel ändert sich im Akkusativ).

Im Dativ: dem Stuhl, der Tafel, dem Pult (nur der weibliche Artikel endet nicht auf / m / : auf der Tafel).

Nachdem Akkusativ bzw. Dativ in elliptischen Äußerungen erfasst und anschließend korrekt umgesetzt wird, werden „ganze Sätze“ einbezogen (unten als „Hauptsatz“ angegeben):

> Ich springe hinter den Stuhl.
> Ich stehe hinter dem Stuhl.

Diesem Aufbau der Kasustherapie wird im Praxisteil resolut Rechnung getragen:

1. Akkusativmarkierung ohne Genusvariation in Präpositionalphrase, Nominalphrase und Hauptsatz;
2. Akkusativmarkierung mit Genusvariation in Präpositionalphrase, Nominalphrase und Hauptsatz;
3. Dativmarkierung ohne Genusvariation in Präpositionalphrase, Nominalphrase und Hauptsatz;
4. Dativmarkierung mit Genusvariation in Präpositionalphrase, Nominalphrase und Hauptsatz.

Bis zu diesem Zeitpunkt wird immer in reinen Akkusativ- bzw. Dativkontexten gearbeitet. Erst abschließend werden Akkusativ und Dativ innerhalb einer Therapieeinheit kontrastiert. In derselben Einheit tauchen demnach Akkusativ- und Dativkontexte auf:

> Zingaro springt auf den Sessel.
> Zingaro liegt auf dem Sessel.

3.4 Visualisierungsmittel

Die Visualisierung der erwähnten, zentralen grammatischen Regeln soll im Folgenden als Übersicht dargestellt werden. Diese werden im Laufe der Therapie erarbeitet (→ Kap. 4).

1. Verbzweitstellung und Subjekt-Verb-Kongruenz

Die Verbzweitstellungsregel (Abb. 1) wird anhand des *Verbzweitstellungsmodells* visualisiert. Um das „faule Wort" – das Verb verbleibt in der Regel immer an Zweitposition – kreisen die anderen Konstituenten des Satzes, indem man am Modell dreht.

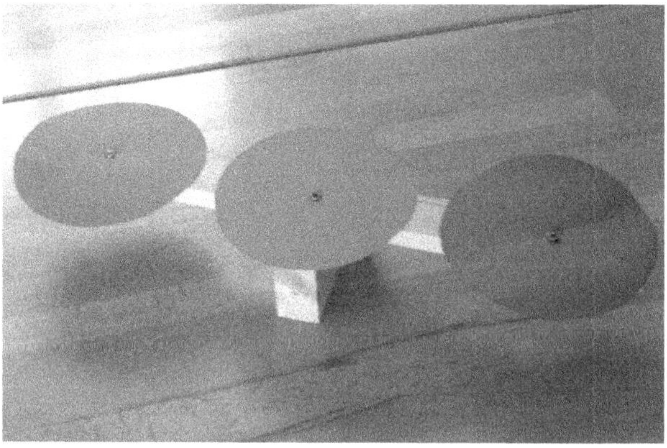

Abb. 1: V2-Modell (mittlere Scheibe in roter, die beiden äußeren Scheiben in grüner Farbe)

Die Verben werden schematisch auf rote Kärtchen aufgezeichnet (Abb. 2: Verb „essen" auf rotem Hintergrund). Fragewörter, Personalpronomina und gelegentlich auch Objekte oder Adverben werden auf grünen Kärtchen dargestellt.

Die Markierung der Verben wird auf dem *Subjekt-Verb-Kongruenz-Poster* fixiert und veranschaulicht (Abb. 3).

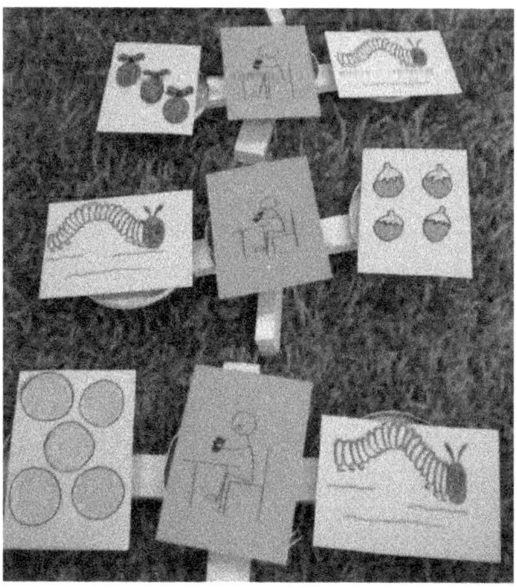

Abb. 2: Kontrastierung dreigliedriger Sätze anhand von drei V2-Modellen

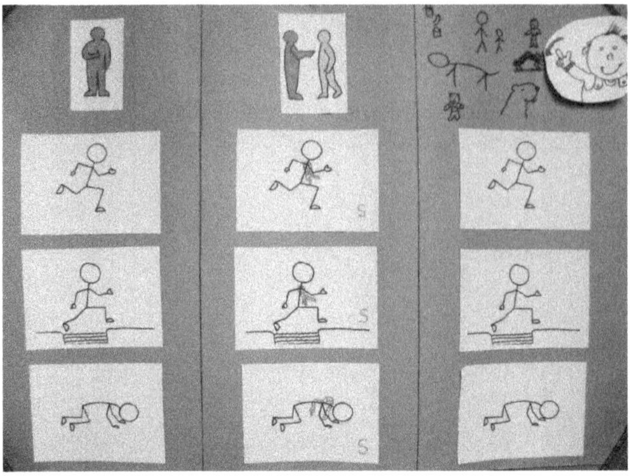

Abb. 3: Poster zur Veranschaulichung der Verbmarkierung

In der 2. Person Singular (zweite Kolonne) liegt den symbolisch dargestellten Figuren eine „spuckende" Schlange um den Hals, als Zeichen der st-Markierung: Du läufst, du springst, du krabbelst.

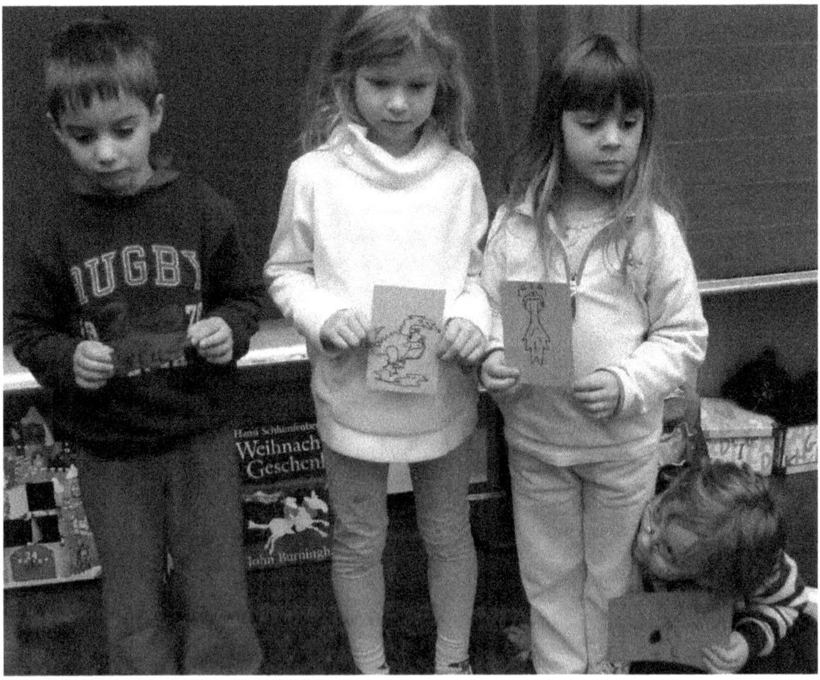

Abb. 4: Kick-off zur Verdeutlichung der Verbendstellung in subordinierten Nebensätzen

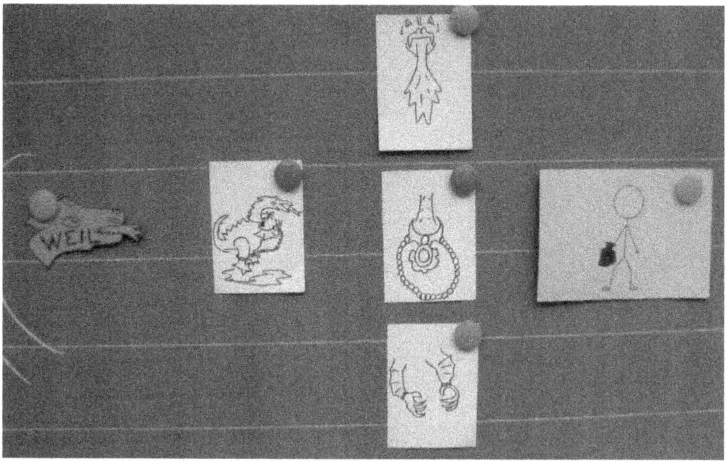

Abb. 5: Drachenwortplakat: „... weil der Drache eine Kette hat."

Die 3. Person Singular (dritte Kolonne) wird im Laufe der Therapie durch eine wachsende Anzahl an Subjekten veranschaulicht, z. B. durch eine erwachsene Person und ein Kind, eine Raupe, einen Biber und ein beliebiges Tier (Abb.3). Der ausgestreckte und nach unten bewegbare Zeigefinger steht stellvertretend für das PMS-Zeichen der t-Markierung (Schulte 1974). Die PMS-Zeichen für „s" und „t" unterstützen die professionelle Sprechweise des Therapeuten und ermöglichen, das sprechende Kind auf die korrekte Markierung hinzuweisen, ohne den Redefluss zu stören.

In der Vorschule sind den Kindern bereits häufig die Grapheme einiger Buchstaben bekannt. Das s-Graphem wird aufgrund seiner formalen Ähnlichkeit mit einer Schlange in Verbindung mit der Verbmarkierung in der 2. Person Singular eingesetzt und auf dem Plakat notiert.

2. Verbendstellung in subordinierten Nebensätzen

Die Verbendstellung wird in Verbindung mit Drachenwörtern verdeutlicht (Abb. 4 und 5, Drachenwort „weil" in roter Farbe, jeweils ganz links). Sobald ein Drachenwort erscheint, flüchtet das finite Verb bis ans Ende des Nebensatzes (Abb. 4 und 5, Verb „haben" ganz rechts). Drachenwörter sind subordinierte Konjunktionen, v. a. „weil", „wenn" und „damit", und leiten einen subordinierten Nebensatz ein. Auf dem „Drachenwortplakat" wird die Stellung des Verbs fixiert (Abb. 5).

3. Kasusmarkierung

Die Akkusativmarkierung in Präpositionalergänzungen wird anhand eines Plakates dargestellt (Abb. 6, der Pfeil neben dem Fragezeichen weist auf das Dynamische, die Bewegung hin: „Wohin?“). In einer späteren Therapiephase wird in Anlehnung an dieses Plakat auch die Dativmarkierung visuell fixiert (Abb. 7, das Fragezeichen steht für das Statische: „Wo?“).

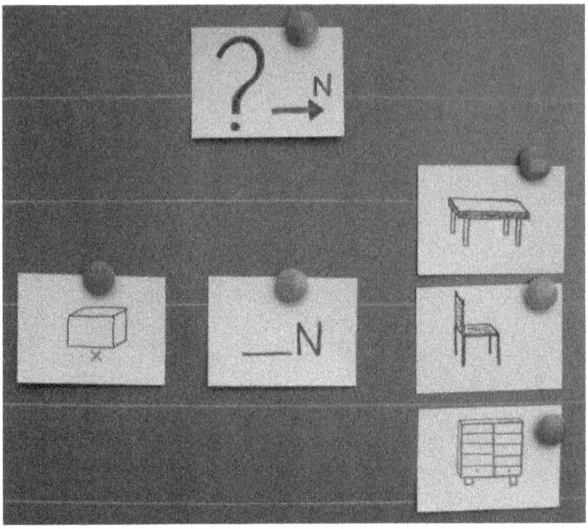

Abb. 6: Akkusativplakat: „Wohin?“ „Unter den Stuhl.“

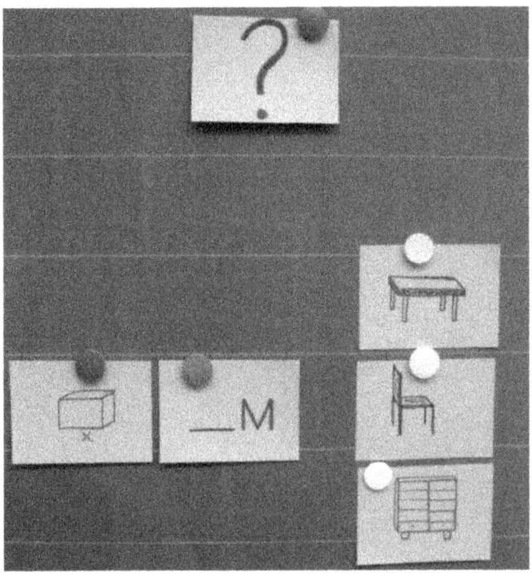

Abb. 7: Dativmarkierung: „Wo?“ „Unter dem Stuhl.“

3.5 Phonologisch orientierte Sequenzen

Grammatische Morpheme bestehen oft aus einem einzigen Phonem (ich laufe, er läuft). Handelt es sich um schwer differenzierbare Phoneme, wie z. B. um die beiden Nasale / m / und / n /, so ist die Erfassung der zugrunde liegenden Regel umso schwieriger:

- Ich stelle den Korb unter den Tisch. Der Korb steht unter dem Tisch. Ich gebe dem Jungen den Korb.

Spracherwerbsgestörte Kinder haben oft Schwierigkeiten, klangähnliche Laute zu unterscheiden. Aktivitäten zur Erhöhung der phonologischen Bewusstheit sind diesen Kindern sehr hilfreich. Die Fähigkeit, ähnliche Laute zu differenzieren, wird progressiv und über mehrere Wochen, v.a. vor Beginn der grammatischen Therapie, aufgebaut. In der Regel wird auf der *Geräuschebene* begonnen, anhand von Musikinstrumenten (v.a. mit Trommeln und Rasseln) oder alltäglichen Objekten (z.B. mit Papier oder Behältern). Im Folgenden werden wichtige Bereiche der phonologischen Bewusstheit im weiteren und engeren Sinn anhand einiger kurzer Beispiele exemplarisch umrissen. Für weitere Anregungen verweist der Autor auf die eigene Veröffentlichung (Schmidt 2012), in der die wesentlichen Fähigkeiten im Bereich Phonologische Bewusstheit praxisnah erarbeitet werden.

- Aufmerksamkeit fördern: konzentriert zuhören, Spieluhr finden, bei lautem Geräusch hinsetzen;
- Identifikation von Geräuschen oder Klängen: Klanggeschichten, Geräusche erkennen;
- Differenzierung von Geräuschen oder Klängen: unterschiedliche Musikinstrumente, nur Trommeln oder Rasseln unterschiedlicher Größe, unterschiedlich mit Wasser gefüllte Gläser.

Dieselben Fähigkeiten werden dann auf die Lautebene übertragen:

- Aufmerksamkeit fördern: Beginnt ein bestimmtes Kind leise zu sprechen / zu flüstern, heben die Kinder ihre Köpfe;
- Identifikation von Wörtern: Hörgeschichten, in denen bestimmte Wörter identifiziert werden müssen (mit und ohne visuelle Unterstützung);
- Reimen: Bilder, die reimen, identifizieren (Tisch – Schrank – Bett – Fisch);
- Identifikation von Lauten, z.B. Tiere mit /sch/ „finden“: Tiger, Schaf, Fisch, Esel;
- Differenzierung von Lauten: Einsatz von Minimalpaaren (Tisch / Fisch), Tiere nach zwei Lauten, /sch/ und /s/, ordnen (Fisch, Schildkröte, Schaf – Seehund, Hase, Salamander).

Praxiseinheiten

4 85 Therapieeinheiten zum Erwerb der zentralen grammatischen Regeln

4.1 Therapieaufbau

Der Therapieaufbau umfasst die drei zentralen Schwerpunkte des Grammatikerwerbs:

Schwerpunkt 1: Erwerb der Subjekt-Verb-Kontroll-Regel (SVK-Regel) und der Verbzweitstellungsregel (V2-Regel) anhand folgender Rahmenthemen:

Einheiten 1–23: Tiere und deren Lebensraum
Einheiten 24–35: Die Raupe Nimmersatt
Einheiten 36–41: Kasimir und Frippe backen einen Kuchen

Nach zwei Einführungsaktivitäten wird die SVK-Regel in der dritten Therapieeinheit anhand eines *ersten Kick-offs* („Anstoß" zum Erwerb einer Regel) verdeutlicht. Die Kinder entdecken in den verschiedenen Kick-offs jeweils ein Geheimnis. Die Geheimnisse stehen in Verbindung mit den wichtigen grammatischen Regeln, die die Kinder erfassen sollen. Als Vermittler der Geheimnisse wird immer dasselbe Plüschtier eingesetzt. Im Laufe der drei Therapieschwerpunkte übernimmt Tweety diese Rolle (dies kann natürlich auch ein anderes Plüschtier sein).

In den ersten Therapieeinheiten steht die Kontrastierung der 1. und 2. Person Singular im Blickpunkt, ab der zehnten Einheit wird auch die 3. Person Einzahl einbezogen.

In der sechsten Therapieeinheit wird im *zweiten Kick-off* die Verbzweitstellung verdeutlicht. Während 14 Einheiten stehen nur eingliedrige Verben im Mittelpunkt. Erst in der 15. Einheit wird mit dem Verb „ausschneiden" die Umklammerung einbezogen und das Verbzweitstellungsmodell (→ Kap. 3.4) „vervollständigt" (Ich schneide ein Bild aus.).

Schwerpunkt 2: Erwerb der Verbendstellungsregel in subordinierten Nebensätzen, auf Basis von folgendem Rahmenthema:

Einheiten 42–52: Ritter und Burgen

Die Nebensätze werden im Laufe der Therapie durch die häufig gebrauchten Konjunktionen „weil“, „denn“ und „damit“ eingeleitet. Sofort in der ersten Therapieeinheit (Einheit 42) werden die Konjunktionen in Form eines Drachenwortes dargestellt, das Angst auslöst. Tweety lüftet im *dritten Kick-off* auch dieses Geheimnis.

Schwerpunkt 3: Erwerb des Kasussystems auf Basis folgender Rahmenthemen:

Einheiten 53–66: Mika und Muka, die zwei Katzen
Einheiten 67–80: Bello und Hugo, die zwei Hunde
Einheiten 81–85: Zilly, die Zauberin

Die Kasustherapie beginnt mit der Verdeutlichung der Akkusativmarkierung (Einheiten 53–66). Im Laufe der Akkusativtherapie stehen immer die beiden Zwillingskatzen Mika und Muka (können auch andere Plüschtiere sein) im Mittelpunkt. Tweety übernimmt auch hier die Rolle des „Geheimnislüfters“ (*viertes und fünftes Kick-off* in den Einheiten 53 und 62), genau wie während der Dativtherapie (Einheiten 67–80; *sechstes und siebtes Kick-off* in den Einheiten 67 und 76). Im Gegensatz zur Akkusativtherapie stehen dann die beiden Hunde Bello und Hugo im Blickpunkt. Die Verbindung unterschiedlicher Kontexte (Akkusativ- bzw. Dativkontext) und unterschiedlicher Markierungen (Akkusativ- bzw. Dativmarkierung) mit bestimmten Plüschtieren soll die beiden Regeln eindeutig voneinander abheben. In den abschließenden Einheiten (Einheiten 81–85) werden Akkusativ und Dativ kontrastiv zueinander verwendet.

Die *Anzahl an Therapieeinheiten* des ersten Schwerpunktes ist größer als diejenige der Schwerpunkte 2 und 3. Einerseits stellt der Erwerb der SVK mit dem gleichzeitigen Erwerb der V2-Regel den erfahrungsgemäß zeitaufwändigsten Schritt der Grammatiktherapie dar. Andererseits werden im Laufe der Schwerpunkte 2 und 3 viele rezeptive Phasen nicht im Detail dargestellt, sondern nur kurz angerissen (in Form von „Aufgaben“, → Kap. 4.2). Sie figurieren nicht als eigenständige Therapieeinheiten. Die elf bzw. 24 Einheiten der Schwerpunkte 2 und 3 sind demnach praktisch mit 2 zu multiplizieren, wenn man dem – wichtigen – geplanten Wechsel zwischen Rezeption und Produktion Rechnung trägt.

Auf die Prinzipien der Kontextoptimierung wird v. a. in den ersten Therapieeinheiten jedes Schwerpunktes eingehend verwiesen. Im Laufe der Therapie werden dann häufige Wiederholungen vermieden. Die Therapieeinheiten berücksichtigen aber allesamt strikt die verschiedenen Prinzipien der Kontextoptimierung.

Die Therapieeinheiten können sowohl in der Einzel- als auch in der Gruppentherapie umgesetzt werden.

4.2 Darstellung der Therapieeinheiten

Die folgenden Planungselemente, die im 3. Kapitel ausführlich erläutert wurden, werden in jeder Therapieeinheit übersichtlich innerhalb eines „Rahmens“ zusammengefasst:

1. **Rahmenthema:** Die Therapieeinheiten beziehen sich auf Themen, die ganz besonders Kinder zwischen drei und sechs Jahren ansprechen. Nach dem Durchlesen und dem Ausprobieren wird es sehr leicht sein, die Einheiten auch auf andere Themen zu übertragen!
2. **Format:** Die Formate werden im „Handlungsrahmen“ der Therapieeinheiten beschrieben. Auch sie können leicht auf andere Themen übertragen werden, wie beispielsweise die Formate „Rollenspiel“, „Würfelspiel“ oder „Konstruktion“.
3. **Dauer:** Die jeweilige Angabe zur Dauer der Therapieeinheit soll nur einen Anhaltspunkt darstellen, diese kann in der Praxis stark variieren.
4. **Modalität:** Die angegebene Modalität (Rezeption oder Produktion) entspricht dem „geplanten“ Wechsel innerhalb einer Therapiephase. Vor allem die Aktivitäten der Schwerpunkte 2 und 3 umfassen, wie oben erwähnt, häufig zwei Therapiesequenzen, eine erste rezeptiv und eine zweite produktiv ausgerichtete. Während der Aktivität selbst soll zusätzlich auf den kurzfristigen Wechsel geachtet werden („doppelte Wellenbewegung“, → Kap. 3).
5. **Sprachmaterial:** Dieses verweist exemplarisch auf typische Zielstrukturen der jeweiligen Aktivität.
6. **Material:** Das Material kann ohne größeren Aufwand zusammengestellt werden und ist in vielen Klassen oder Praxen sowieso vorzufinden. Dies trifft auch auf die Kinderbücher zu, die innerhalb verschiedener Rahmenthemen eingesetzt werden. Der Großteil des Materials wird gemeinsam mit den Kindern zusammengestellt. Dies erhöht deren Motivation und ermöglicht, die Zielstrukturen bereits während der Ausarbeitung des Materials in den Vordergrund zu stellen.
7. **Setting:** Das Setting bezieht sich auf eine Gruppe von Kindern, kann jedoch problemlos auf die Einzeltherapie übertragen werden.

Des Weiteren wird folgender Einteilung Rechnung getragen:

8. Aufgabe: Die meisten Therapieeinheiten werden durch eine Aufgabe eingeleitet, die den Kindern gestellt wird. Die Kinder sollen zur Mitgestaltung und zum gemeinsamen Erarbeiten angeregt werden. Gleichzeitig wird dadurch eine rezeptive Phase vorangestellt, in der die Zielstrukturen häufig präsentiert, aber auch – in geringerem Umfang – evoziert werden. Die anschließenden kontextoptimierten Phasen bilden das Rückgrat der Therapie. Das aktive Mitgestalten der Kinder innerhalb der Aufgabenstellung erhöht allerdings deren Motivation und hat einen positiven Einfluss auf den Transfer der sprachlichen Fähigkeiten in die Spontansprache.

9. Handlungsrahmen: Innerhalb des „Handlungsrahmens" wird der geplante Verlauf der Aktivität beschrieben. Mögliche Variationen sind natürlich aufgrund der Ideen und Impulse der Kinder möglich und wünschenswert, unter Berücksichtigung der Prinzipien der Kontextoptimierung.

10. Prinzipien der Kontextoptimierung (KO): Auf die Prinzipien der KO, die im 3. Kapitel dargestellt wurden, wird zu Beginn ausführlicher, im Laufe der Therapie spärlicher verwiesen. Dies soll jedoch nicht heißen, dass sie zu einem späteren Zeitpunkt an Wichtigkeit verlieren.

Die individuellen Lernfortschritte der Kinder werden im Laufe der Therapie berücksichtigt (individuelle Betrachtungsweise). Zur *Feinabstimmung* gehört beispielsweise, dass Endungen mehr oder weniger betont ausgesprochen werden (professionelle Sprechweise), reflexive Gespräche mehr oder weniger eingesetzt werden (fokussierende Gespräche) und auf Modelle oder Plakate mehr oder weniger zurückgegriffen wird (wahrnehmbare Strukturangebote). Die Therapieeinheiten werden zudem im Laufe des jeweiligen Therapieschwerpunktes weniger streng kontextoptimiert geplant, in dem Sinne, dass z. B. das Sprachmaterial auch einzelne Ablenker und Verwirrer beinhalten darf.

4.3 Die Therapieeinheiten

Schwerpunkt 1: Erwerb der Subjekt-Verb-Kontroll-Regel (SVK-Regel) und der Verbzweitstellungsregel (V2-Regel)

Tiere und deren Lebensraum (Einheiten 1–23)

1 Die Plüschtiere lernen sich kennen

Rahmenthema: Tiere und deren Lebensraum
Format: Gespräch, **Dauer:** +/-30', **Modalität:** Rez.
Sprachmaterial: SVX/XVS: Ich habe einen Affen. Einen Affen hast du. Wen hast du?
S: 1. und 2. Person Einzahl
V: „haben" als Vollverb in finiter Position
X: Akkusativobjekt und W-Fragewort (wen)
Material: zwei Plüschtiere pro Kind
Setting: Die Kinder sitzen in der Kuschelecke.

Aufgabe: Jedes Kind bringt zwei, in der Einzeltherapie auch mehrere „Lieblingsplüschtiere" mit zur Schule bzw. zur Therapie.
Handlungsrahmen: Die Plüschtiere der Kinder wollen sich „kennenlernen" und treffen sich in der Kuschelecke. Die Tiere werden gezeigt, benannt und beschrieben.

T: Wen hast du?
K: Einen Esel.
T: Du hast einen Esel. Und?
K: Ich habe auch einen Affen.
T: Einen Affen hast du? Ja:/Du hast einen Affen. Und:/Du hast einen Esel.
K: Der Esel hat lange Ohren. (...)

Prinzipien der Kontextoptimierung

Rezeption: Als Handlungsrahmen wurde festgelegt, dass die Kinder zwei ihrer Lieblingsplüschtiere mit zur Schule bringen. Die Vorstellung der Tiere evoziert SVX- und XVS-Strukturen, wobei das Verb „haben" vermehrt gebraucht wird und X ein Akkusativobjekt darstellt. Das Verb „haben" wird einerseits von den Kindern in der 1. und 2. Person Einzahl verwendet und andererseits kontrastiv zu den kindlichen Äußerungen angeboten:

K: Ich habe einen Hasen.
T: Einen Hasen hast du.

Die Topikalisierung des Akkusativs wird dadurch gewährleistet, dass sich die Aufmerksamkeit der Kinder auf die Plüschtiere fokussiert:

T: Wen hast du?
K: Ein Reh habe ich! (und keinen Hirsch oder Hasen)

Hat T seinerseits auch zwei Plüschtiere mitgebracht, so fällt es ihm leichter, die Zielstrukturen prägnant darzustellen und zu kontrastieren.

Folgende *Modellierungstechniken* kommen zum Einsatz:
Präsentation: Im Laufe des Gespräches präsentiert T häufig die Zielstrukturen:

T: Du hast einen Affen. Eine Kuh hast du. Ich habe einen Hasen.

Korrektives Feedback: T korrigiert die Äußerungen der Kinder.

K: Ich Affe haben.
T: Du hast einen Affen.

Die Korrekturen beziehen sich auf die Verbmarkierung und die Verbposition. Fehlerhafte Kasusmarkierungen (einen Affen) werden in dieser Therapiephase nur „beiläufig" korrigiert, ohne besondere Hervorhebung.
Expansion / Extension: Im Laufe des Gesprächs vervollständigt und erweitert T die Äußerungen der Kinder:

K: Ein Affe.
T: Einen Affen hast du. Ich habe eine Kuh.

Sprechweise des Therapeuten: In den ersten Therapiephasen ist es besonders wichtig, auf eine „professionelle Sprechweise" zu achten, um die kritischen Merkmale der sprachlichen Zielstrukturen hervorzuheben (Sensibilisierung auf Morphemmarkierungen). Die Merkmale sollen durch bewusste Verlangsamung, akzentuierte Betonung, fraktionierte Sprechweise und leicht übertriebene Sprechmelodie in den Fokus der kindlichen Aufmerksamkeit gerückt werden. Bezogen auf die oben erwähnten Zielstrukturen heißt dies konkret, dass die Endungen / e / (ich habe) und / st / (du hast) zur Verdeutlichung der Subjekt-Verb-Kongruenz hervorgehoben werden, durch besondere Betonung und durch kurze Pausen vor und nach den Markierungen.

2 Welches Plüschtier habe ich versteckt?

Rahmenthema: Tiere und deren Lebensraum
Format: Ratespiel, **Dauer:** +/-30', **Modalität:** Pro.
Sprachmaterial: SVX: Ich habe einen Rüssel. Du hast einen Elefanten.
S: 1. und 2. Person Einzahl
V: „haben" als Vollverb
X: Akkusativobjekt
Material: Plüschtiere, Tastsäcke (1 Tastsack pro Kind)
Setting: Die Kinder sitzen um einen Tisch.

Aufgabe: Gemeinsam überlegen die Kinder, welche besonderen Merkmale die „Lieblingsplüschtiere" besitzen: Der Elefant hat einen Rüssel, der Hase hat lange Ohren.
Handlungsrahmen: Jedes Kind und auch der Therapeut lässt eines seiner zwei Plüschtiere in einem kleinen Tastsack verschwinden, das zweite Tier versteckt es unter dem Stuhl (Abb. 8). In der Einzeltherapie haben sowohl K als auch T mehrere Plüschtiere in je einem Tastsack und das ein oder

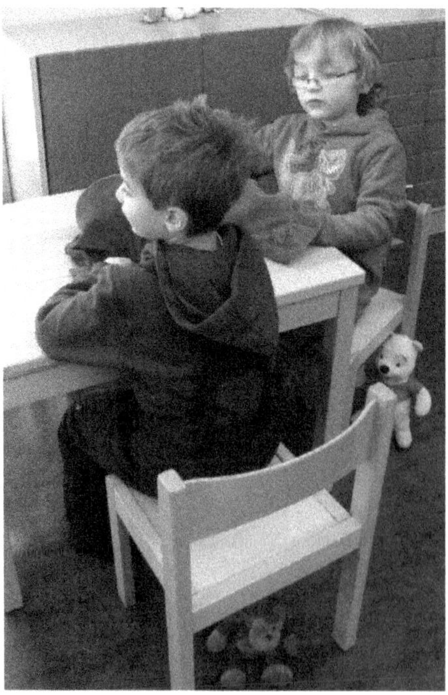

Abb. 8: „Die Plüschtiere verstecken sich im Tastsack und unter dem Stuhl".

andere Tier unter dem Stuhl versteckt. Die Tastsäcke liegen dann alle nebeneinander auf dem Tisch. Aus der Perspektive des Tieres beschreiben die Kinder ihr verstecktes Tier, wie zum Beispiel:

Ich habe einen Rüssel.

Anschließend darf geraten werden:

Du hast einen Elefanten.

Die beiden Tiere jedes Kindes werden mehrmals ausgetauscht. Die Beschreibungen können sich jedes Mal ändern:

Ich habe ein graues Fell.
Ich habe große Ohren.

Die Kinder versuchen jeweils zum Schluss, sich an möglichst viele versteckte Tiere zu erinnern:

Du hast einen Elefanten (zeigt auf das entsprechende Kind).
Du hast einen Affen. Du hast einen Esel.

In der Einzeltherapie wird auf die Tastsäcke gezeigt.

Prinzipien der Kontextoptimierung

Produktion: T beschreibt zuerst sein Plüschtier, welches er im Tastsack versteckt hält, und zwar aus der Perspektive des Tieres:

T: Ich habe runde Ohren.
K: Du hast einen Bären.

In ähnlicher Weise beschreiben die Kinder ihr Plüschtier:

K1: Ich habe einen Kringelschwanz.
K2: Du hast ein Schwein.

In dieser Sequenz wird die Markierung des Verbs bewusst in den Vordergrund gestellt, und deshalb auf XVS-Strukturen verzichtet (Was hast du? Runde Ohren habe ich.). Diese stellen in Bezug zur prägnanten Darstellung der Verbmarkierung sprachliche Ablenker dar. In der nachfolgenden Therapieeinheit soll nämlich die Subjekt-Verb-Kontroll-Regel verdeutlicht werden, also die Kongruenz, die zwischen Subjekt und Verb besteht.
Sprechweise des Therapeuten: Hervorhebung der Endungen /e/ und /st/. Durch die fraktionierte Sprechweise wird das /e/ in der ersten Person Einzahl ausgesprochen: „Ich hab<u>e</u> /zwei Beine." (Und nicht: „Ich hab zwei Beine.")

Ausschalten von Verwirrern: Das Verb „haben“ wird als Vollverb an zweiter Position verwendet. Die Endungen in der 1. und 2. Person Einzahl sind eindeutig: Ich habe, du hast.
Gespräche: Verweis auf die unterschiedliche Markierung des Verbs in der 1. und 2. Person Singular: Ich habe, du hast.
Zwingende Kontexte schaffen: Jedes Kind hat zwei Tiere mitgebracht, sodass die Beschreibung des Tieres – auch bei gutem Gedächtnis – zwingend ist.
Kommentierungen zwingend machen: Die Tiere unter den Stühlen können nicht gesehen werden, die Beschreibung ist somit zwingend erforderlich, um das versteckte Tier zu erraten.
Macht der Worte: Erst wenn die kurze Zielstruktur (Du hast einen Tiger.) korrekt formuliert wurde, nimmt das Kind das versteckte Tier aus dem Tastsack.

3 Kick-off zur Verdeutlichung der SVK (1)

Rahmenthema: Tiere und deren Lebensraum
Format: Geschichte, **Dauer:** +/-40‘, **Modalität:** Rez.
Sprachmaterial: SV: Ich laufe. Du läufst.
S: 1. und 2. Person Einzahl
V: „laufen“, „springen“, „krabbeln“
Material: Tweety (oder ein anderes Plüschtier), Schlange, Tafel
Setting: Stuhlkreis vor der Tafel

Geheimnis: Wenn Tweety während des Erzählens der Geschichte genau hinhört, erkennt er, welches der beiden Kinder einen besonderen Freund hat, nämlich eine liebevolle Schlange. Dieses Geheimnis möchte Tweety den Kindern verraten.
Handlungsrahmen: In einer ersten Phase wird das Tafelbild vor den Augen der Kinder gezeichnet (Abb. 9): Ein Spielplatz mit Rutsche, Schaukel und Bank, ein Baum mit Tweetys Baumhaus. Auf dem Spielplatz befinden sich zwei Kinder. Das eine Kind ist ständig in Bewegung (Arme nach oben), es ist ein sehr lebhaftes Kind. Das andere Kind steht still am Rande des Spielplatzes (Arme nach unten). Die Schlange um dessen Schultern wird erst im Laufe der Geschichte aufgezeichnet.

Tweety, als Plüschtier, tritt erst während des Erzählens in Aktion. Zu Beginn ist er im Baumhaus und beobachtet das Verhalten der beiden Kinder aus dem Fenster (Gesicht ins Fenster malen). Später steigt er als Plüschtier vom Baum und begibt sich selbst auf den Spielplatz, um mit den Kin-

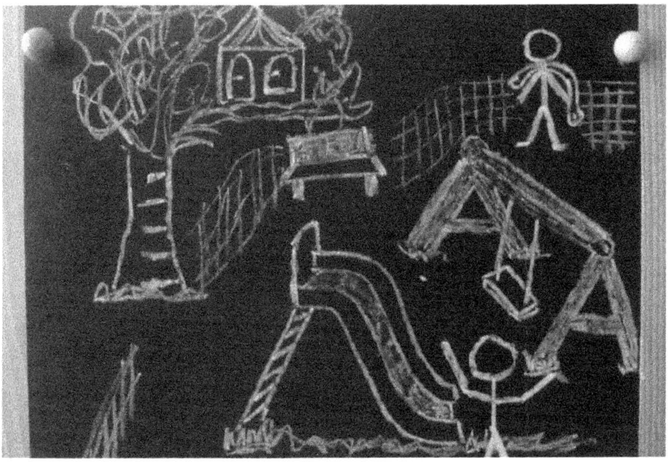

Abb. 9: Das schüchterne „Du“

dern zu reden. Auch die erwähnte Schlange (als Plüschtier) erscheint erst im Laufe der Geschichte. Sie verinnerlicht Tweetys Geheimnis: Das schüchterne Kind am Rande des Spielplatzes soll einen neuen Freund bekommen und dadurch nicht mehr schüchtern sein!

Als *Kick-off* zur Verdeutlichung der SVK in der 1. und 2. Person Einzahl wird die nachfolgende Geschichte „Das schüchterne ‚Du‘“ erzählt. Der Zusammenhang zwischen der Markierung des Verbs in der 2. Person Einzahl (/ st /) und dem Personalpronomen „du“ wird, wie erwähnt, anhand eines schüchternen Kindes und einer liebevollen Schlange veranschaulicht. Immer, wenn das schüchterne Kind etwas unternimmt, hört man, dass die Schlange ganz in der Nähe ist: „Du läufst.“ „Du springst.“ „Du krabbelst.“

Geschichte: Das schüchterne „Du“

Tweety erzählt:
„Wenn ich zu Hause aus meinem Fenster schaue, dann sehe ich direkt auf einen großen Spielplatz. Dort gibt es eine Rutschbahn, eine Schaukel, eine große Wiese und eine gemütliche Bank in der Sonne. Ich setze mich sehr gerne auf diese Bank und sehe den Kindern zu, wenn sie auf dem Spielplatz herumtoben. Das finde ich toll!

Ich kenne zwei Kinder, die sehr oft auf dem Spielplatz sind. Das erste Kind heißt nicht Julie, Tom oder Noémie, sondern ‚Ich‘, und das zweite Kind heißt nicht Andreas, Elke oder Felix, sondern ‚Du‘. Das erste Kind, das ‚Ich‘ heißt, ist ein sehr lebhaftes Kind. Letztes Mal hat es sich neben mich auf die Bank gesetzt und hat mir erzählt, warum es so gerne auf den Spielplatz kommt:

‚Ich laufe. Ich springe. Ich krabbele. Ich schaukele. Ich rutsche.‘

All dies hat es mir mit großer Begeisterung vorgeführt.

Gestern war wieder das zweite Kind auf dem Spielplatz. Erinnert ihr euch noch an seinen Namen? Genau, ‚Du‘ heißt das Kind. Es ist ein viel ruhigeres Kind, vielleicht, weil es eher schüchtern und ängstlich ist. Es stand meistens nur am Zaun, ist weder gelaufen noch gesprungen, und schaukeln oder rutschen wollte es auch nicht.

Mir fiel eine wunderbare Idee ein. Da ich sofort neben dem Spielplatz wohne, war ich in fünf Minuten hin und zurück. Was ich denn zu Hause gemacht habe, wollt ihr sicher wissen? Als ich ein kleiner Junge war, war ich auch eher schüchtern und ängstlich. Bis meine Oma mir zum fünften Geburtstag einen ganz ungewöhnlichen Freund geschenkt hat: sst-sst-sst, eine Schlange. Aber, eine ganz besondere Schlange ..., eine sehr liebe Schlage, die zwar spuckt, sst-sst-sst, aber wirklich sehr lieb ist: Hört ihr, wie sie zischt und spuckt: sst-sst-sst?

Von dem Tag an war ich überhaupt nicht mehr schüchtern und ängstlich. Ich hatte einen guten Freund gewonnen, sst-sst-sst, der immer um meine Schultern hing. Wir haben viel gemeinsam unternommen, denn die Schlange, sst-sst-sst, wollte sich amüsieren und den ganzen Tag Neues entdecken.

Das ängstliche Kind stand immer noch am Zaun. Ich rief es zu mir und erzählte ihm meine Geschichte vom guten Freund. Dann habe ich ihm die Schlange auf die Schultern gelegt: ‚Weißt du, die Schlange langweilt sich bei mir. Ich sitze gerne auf der Bank in der Sonne, und mag Schaukeln nicht mehr. Mir wird oft schwindelig, wenn ich schaukele, rutsche oder springe. Kannst du das nicht für mich tun? Du machst das bestimmt lieber als ich!‘

Ich kann euch sagen, das schüchterne Kind war von dem Moment an nicht mehr wiederzuerkennen!

Nach einer halben Stunde kam es mit roten Backen auf mich zu.

‚Super!‘, habe ich begeistert gesagt. ‚Pass auf! Ich habe genau gesehen, was du bereits alles mit der Schlange, sst-sst-sst, machst:

Du / läufsst. Du / springsst. Du / krabbelsst. Du / schaukelsst. Du / rutschsst.‘

Und wenn ihr, liebe Kinder, genau hinhört, macht das Kind, das ‚Du‘ heißt, nichts alleine. Die Schlange, sst-sst-sst, hängt um seine Schultern und macht alles mit:

Du / läufsst. Du / springsst. Du / krabbelsst. Du / schaukelsst. Du / rutschsst.

Ihr kennt jetzt mein Geheimnis vom ungewöhnlichen Freund. Immer, wenn das ‚Du‘ irgendetwas unternimmt, ist die Schlange ganz in der Nähe!“

Prinzipien der Kontextoptimierung

Rezeption: Die Geschichte verdeutlicht den Zusammenhang zwischen der Verbmarkierung (in der 1. bzw. 2. Person Einzahl) und dem entsprechenden Personalpronomen. Während des Erzählens der Geschichte (rezeptive Phase) steht die Markierung der Verben vermehrt im Mittelpunkt: Die Schlange hilft dem schüchternen Kind mutiger zu sein und aktiv auf dem Spielplatz zu werden. Man hört die Schlange, wenn das Kind gemeinsam mit ihr etwas unternimmt: „Du läufst." „Du springst." „Du krabbelst." Die Verbmarkierung wird demzufolge an verschiedenen Verben verdeutlicht.

Im Gegensatz zur 2. Person Einzahl ist die Markierung in der 1. Person Einzahl für die Kinder einfacher. Diese wird im Laufe der Geschichte jedoch auch betont ausgesprochen: Ich laufe. Ich springe. Ich krabbele.
Gespräche: Verweis auf die Markierung des Verbs: Ich laufe. Du läufst.
Wahrnehmbare Strukturen: Die Verbmarkierung in der 2. Person Einzahl wird durch die Schlange dargestellt, die dem Kind namens „Du" um die Schultern hängt. Im Laufe der Geschichte werden zudem die typischen Gesten für „ich" und „du" eingesetzt (auf sich selbst zeigen, auf den Gesprächspartner zeigen). Diese Gesten werden später als symbolische Darstellung der beiden Personalpronomen auf Kärtchen gezeichnet.
Kürzeste Zielstruktur / Ausschalten von Verwirrern und Ablenkern: Durch den Gebrauch von zweigliedrigen Sätzen wird die Aufmerksamkeit der Kinder ausschließlich auf die Markierung der Verben gelenkt: Ich laufe. Du läufst.

4 Kick-off zur Verdeutlichung der SVK (2)

Rahmenthema: Tiere und deren Lebensraum
Format: Rollenspiel, **Dauer:** +/-45', **Modalität:** Rez. und Pro.
Sprachmaterial: SV: Ich laufe. Du läufst.
S: 1. und 2. Person Einzahl
V: „laufen", „springen", „krabbeln"
Material: Tweety, Schlange, Tafelbild, Symbole „Ich" und „Du", symbolische Darstellung einiger Verben: laufen, springen, krabbeln, Poster (A3-Format)
Setting: Stuhlkreis vor dem Tafelbild

Aufgabe: Die Kinder sollen die Geschichte „Das schüchterne ‚Du'" nachspielen. Die Planung wird gemeinsam mit den Kindern vorgenommen. Ein Kind übernimmt Tweetys Rolle, ein zweites Kind die Rolle des schüchternen Kindes und ein drittes Kind die Rolle des lebhaften Kindes. In der Einzeltherapie übernimmt T 2 Rollen (Tweety und eines der beiden Kinder).

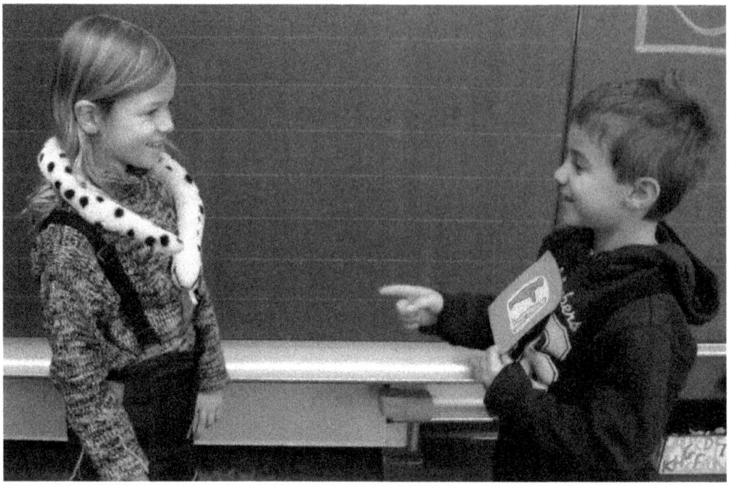

Abb. 10: „Du fliegst."

Handlungsrahmen: Nachdem die Geschichte noch einmal (gemeinsam) erzählt wurde (rezeptive Phase), wird diese als Rollenspiel umgesetzt. Das Baumhaus wird anhand eines Tisches, die Rutschbahn mithilfe einer längeren Bank und die Schaukel durch einen Hocker dargestellt.

Die Kinder übernehmen die unterschiedlichen Rollen und führen die verschiedenen Handlungen durch: „Ich laufe." „Ich springe." „Du läufst." „Du springst."

Dem schüchternen Kind mit Namen „Du" wird jeweils die Schlange um die Schultern gehängt. Das zweite Kind „Ich" ist überhaupt nicht schüchtern und macht alles allein.

Ein Poster (Abb. 11), welches gemeinsam zusammengestellt wird, verdeutlicht die unterschiedliche Markierung in der ersten und zweiten Person Einzahl.

Prinzipien der Kontextoptimierung

Die Geschichte verdeutlicht den Zusammenhang zwischen der Verbmarkierung in der 1. bzw. 2. Person Einzahl und dem entsprechenden Personalpronomen. Nach dem Erzählen der Geschichte (rezeptive Phase) wird diese in Form von kleinen Rollenspielen dargestellt (produktive Phase). Die Markierung der Verben steht vermehrt im Mittelpunkt: Die Schlange hilft dem schüchternen Kind mutiger zu sein und aktiv auf dem Spielplatz zu werden. Man hört die Schlange, wenn das Kind gemeinsam mit ihr etwas unternimmt: „Du läufsst." „Du springsst." „Du krabbelsst."

Die Verbmarkierung wird demzufolge an verschiedenen Verben verdeutlicht. Auch die Markierung in der 1. Person Einzahl wird betont ausgesprochen: „Ich laufe." „Ich springe." „Ich krabbele."

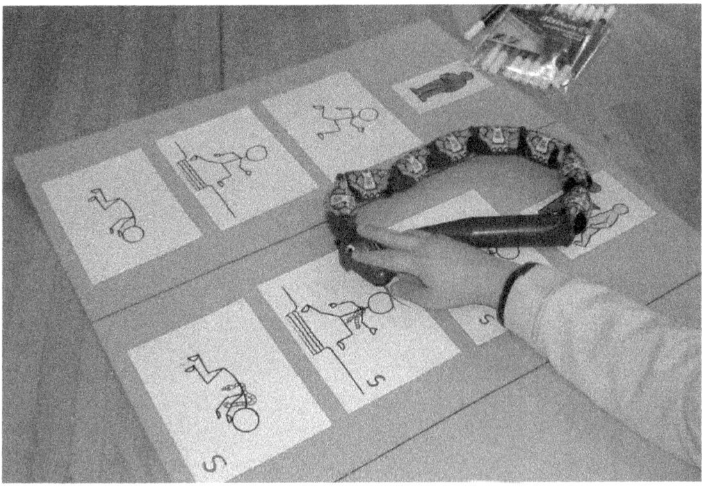

Abb. 11: SVK-Poster

Gespräche: Verweis auf die Markierung des Verbs: Hört ihr die Schlange, wie sie zischt und spuckt: sst. Das vorher schüchterne Kind ist nicht mehr schüchtern, weil die Schlange stets bei ihm ist.
Wahrnehmbare Strukturen/Schrift: Die beiden Kinder „Ich" und „Du" werden anhand von zwei symbolischen Figuren dargestellt, die Verbmarkierung /st/ (2. Person Einzahl) mithilfe der Schlange, die einer der Figuren um die Schultern hängt. Gemeinsam entsteht ein Poster, welches die unterschiedliche Markierung verdeutlicht. Auf die Markierung in der 1. Person Einzahl wird keine besondere Aufmerksamkeit gelenkt. Die Endung wird jedoch durch eine akzentuierte Betonung hervorgehoben (*professionelle Sprechweise*).

5 Plüschtiere ertasten

Rahmenthema: Tiere und deren Lebensraum
Format: Ratespiel, **Dauer:** +/-30‘, **Modalität:** Pro.
Sprachmaterial: SVX: Ich habe einen Affen. Du hast eine Ente.
S: 1. und 2. Person Einzahl
V: „haben" als Vollverb
X: Objekt
Material: zwei kleine Tastsäcke, ein großer Tastsack, Plüschtiere, Symbole für „ich" und „du", zwei symbolische Darstellungen des Verbs „haben"
Setting: Sitzkreis um einen kleinen Tisch mit zwei Stühlen

Aufgabe: Die Kinder sollen die Tiere ertasten, müssen diese demnach an besonderen Merkmalen wiedererkennen.

Handlungsrahmen: Die besonderen Kennzeichen der Tiere werden ermittelt: langer Hals, kurze Beine, spitze Ohren oder dicker Schwanz.

Den zwei Kindern, die sich gegenübersitzen, wird dann je ein Tastsack verabreicht, in dem sich jeweils ein beliebiges Plüschtier versteckt. Eines der beiden Kinder versucht zuerst sein eigenes Tier zu ertasten und anschließend dasjenige des Gegenübers:

> Ich habe eine Schlange. Du hast einen Affen.

Ohne die Plüschtiere aus den Säcken zu nehmen, tut das gegenübersitzende Kind anschließend dasselbe. Vielleicht hat es dieselbe Vermutung wie das erste Kind, vielleicht aber auch nicht:

> Ich habe einen Affen. Du hast eine Schlange.

Erst dann wird überprüft, ob die Tiere erkannt wurden.

Die Plüschtiere werden mehrmals ausgetauscht. Anschließend verschwinden alle Plüschtiere in einem großen Tastsack. Der Reihe nach ertastet jedes Kind ein Plüschtier (z. B.: „Ich habe ein Pferd").

Das Plüschtier verschwindet hinter dem Rücken des jeweiligen Kindes. In der Einzeltherapie werden die ertasteten Tiere in kleinen Tastsäcken versteckt, die auf dem Tisch liegen. Jedes Kind, welches eben ein Tier aus dem Tastsack genommen hat, versucht sich zu erinnern, welche Tiere die anderen Kinder hinter ihrem Rücken verstecken (in der Einzeltherapie: in welchem Tastsack sich welches Tier versteckt), die Anzahl an Tieren steigt beständig:

> Du hast ein Schwein. Du hast einen Affen. Ich habe ein Pferd.

Prinzipien der Kontextoptimierung

Produktion: Die Aufmerksamkeit fokussiert sich auf die Vermutungen der Kinder während des Abtastens („Ich habe ein Schwein") bzw. während des Erratens der versteckten Tiere („Du hast ein Pferd"). Durch das häufige Wiederholen der erwähnten Äußerungen stehen die Verbmarkierungen in der 1. und 2. Person Einzahl gehäuft und prägnant im Mittelpunkt der Handlung.

Folgende *Modellierungstechniken* kommen zum Einsatz:

Korrektives Feedback: Im Laufe des Gesprächs korrigiert T die Äußerungen der Kinder:

> K: Du hab Affe.
> T (mit Verweis auf die symbolische Darstellung): Du ha<u>st</u> einen Affen.

Expansion: T vervollständigt die Äußerungen der Kinder, sodass vermehrt SVX-Strukturen rezeptiv angeboten werden:

K: Ein Affe.
T: Du hast einen Affen.

Sprechweise des Therapeuten: Hervorhebung der Endungen / e / und / st /.
Kürzeste Zielstruktur: Die dreigliedrigen Sätze bestehen aus Subjekt, Verb und Objekt.
Ausschalten von Verwirrern: Das Verb „haben" wird als Vollverb an zweiter Position verwendet und eindeutig markiert.
Gespräche: v. a. Verweis auf die Markierung des Verbs „haben" in der 2. Person Einzahl.
Wahrnehmbare Strukturen / Schrift: Verweis auf die symbolischen Abbildungen. Sprachbegleitende Handzeichen heben zudem die Verbmarkierung in der 2. Person Einzahl hervor (z. B. durch den Einsatz des PMS-Zeichens).
Kommentierungen zwingend machen: Ein Erfolgserlebnis ist nur dann gegeben, wenn das Tier zuerst erraten wurde, ehe es aus dem Tastsack genommen wird.

6 Kick-off zur Verdeutlichung der V2 (1)

Rahmenthema: Tiere und deren Lebensraum
Format: Geschichte, **Dauer:** +/-30', **Modalität:** Rez. und Pro.
Sprachmaterial: SVX: Ich spiele mit Max.
S: 1. Person Einzahl
V: „spielen"
X: Objekt
Material: Tweety, Plüschtiere, einige Bausteine, zwei grüne Reifen, ein roter Reifen, ein Stuhl
Setting: Die Kinder sitzen gegenüber dem Stuhl und den zwei Reifen, sodass sie die Anordnung (von links nach rechts) gut einsehen: zwei grüne Reifen rechts und links vom Stuhl.

Geheimnis: Tweety kennt das Geheimnis vieler Mütter und Väter. Diese können Geschichten sehr spannend erzählen. Er will den Kindern dieses Geheimnis verraten. In dieser ersten Einheit wird er sehr langweilig erzählen, erst in der anschließenden Therapieeinheit viel spannender!

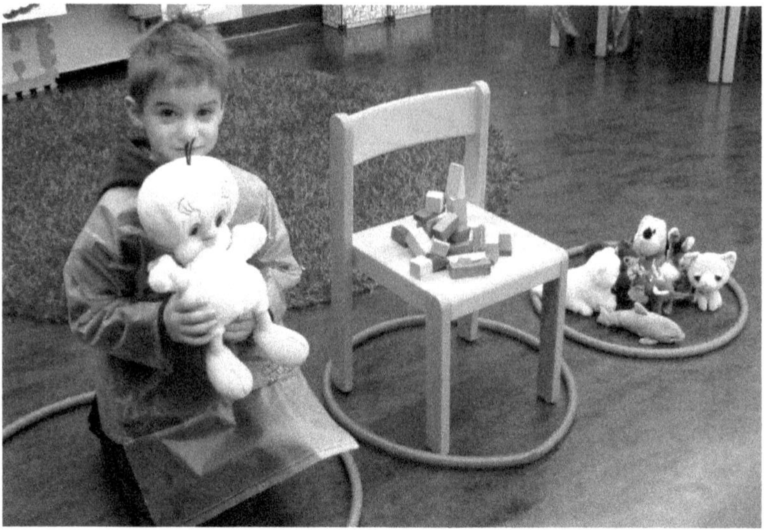

Abb. 12: „Ich spiele mit Max."

Handlungsrahmen:

Tweety (T übernimmt dessen Rolle) spielt sehr gerne. Alleine Spielen findet er allerdings blöd. Er spielt viel lieber mit seinen Freunden, den Plüschtieren.

Die Plüschtiere übernehmen in der Gruppentherapie den Namen des jeweiligen Kindes (jedes Kind nimmt ein Plüschtier).

Tweety legt einige Bausteine auf den Stuhl (verdeutlicht das Verb „spielen") und stellt sich selbst in den ersten Reifen. Die Plüschtiere sitzen in einer langen Reihe auf den Stühlen (in der Einzeltherapie alleine). Tweety ist als Spielkamerad sehr beliebt. Er kann jedoch nicht gleichzeitig mit allen Plüschtieren spielen, wählt sich deshalb immer einige aus (Abb. 12):

„Ich spiele mit Max." „Ich spiele mit Anne." „Ich spiele mit Paul." (...)

Die einzelnen Sätze spricht er mit gleichbleibender Intonation aus, demnach monoton und sehr „langweilig" (dies soll in der nachfolgenden Einheit Ausgangspunkt zur Darstellung der Verbzweitstellungsregel sein).

Die Plüschtiere werden jeweils in den dritten Reifen gelegt.

Zum Schluss wird auch wirklich „gespielt", indem z.B. mit den Bausteinen, die sich auf dem Stuhl befinden, ein hoher Turm gebaut wird.

Die Anzahl der Bausteine wird progressiv erhöht, so dass die Aufgabe zunehmend schwieriger wird.

Die Kinder übernehmen auch Tweetys Rolle. Auch sie sollen Tweetys Freunde zu sich rufen, indem sie immer dieselben Satzmuster verwenden und übertrieben monoton und gelangweilt sprechen.

Prinzipien der Kontextoptimierung

Die hoch strukturierte Situation ermöglicht eine erste visuelle Darstellung der Verbzweitstellungsregel. Das Verb „spielen" wird symbolisch mithilfe von Bauklötzen auf einem Stuhl dargestellt. Die Sätze werden sehr häufig von Tweety gebildet.
Wahrnehmbare Strukturen: Die fixe Position des Verbs an zweiter Position wird visuell anhand des Stuhls veranschaulicht, die Position der beiden anderen Satzelemente durch grüne Reifen.
Professionelle Sprechweise: Zur Verdeutlichung der V2 werden immer die drei Satzglieder Subjekt, Verb und Objekt (bzw. Fragewort oder Adverbial) durch kurze Pausen getrennt. Die Wörter desselben Satzgliedes werden demnach „zusammenhängend" ausgesprochen:

Ich / spiele / mit Max.
Ich / spiele / mit Anne.

7 Kick-off zur Verdeutlichung der V2 (2)

Rahmenthema: Tiere und deren Lebensraum
Format: Geschichte, **Dauer:** +/- 30', **Modalität:** Rez.
Sprachmaterial: SVX/XVS: Ich spiele mit Max. Mit Anne spiele ich.
S: 1. Person Einzahl
V: „spielen"
X: Objekt
Material: Tweety, Plüschtiere, einige Bausteine, zwei grüne Reifen, ein roter Reifen, ein Stuhl
Setting: Die Kinder sitzen gegenüber dem Stuhl und den zwei Reifen.

Geheimnis: Jetzt soll das Geheimnis verraten werden, wie man Geschichten spannend erzählen, bzw. verschiedene Wörter besonders betonen kann. In dieser zweiten Sequenz werden die Satzmuster variiert.
Handlungsrahmen:

Nach diesem langweiligen Herbeirufen der guten Freunde (Tweety kann dies noch einmal vormachen) zeigt Tweety den Kindern, wie man seine Freunde viel abwechslungsreicher zu sich rufen kann. Die zuvor immer gleichbleibenden Satzstrukturen werden auf witzige, spielende Art und Weise verändert.

Die beiden grünen Reifen kann man um den Stuhl „kreisen“ lassen.

Tweety sucht sich noch einmal Spielkameraden aus, kreist jedoch ab und zu nach dem Benennen eines Plüschtieres mit seinem Reifen einen Halbkreis um den Stuhl herum:

„Ich spiele mit Max.“ „Mit Anne spiele ich.“ „Ich spiele mit Paul.“ (Abb. 13)

Ähnlich wie in der vorherigen Sequenz wird jeweils gemeinsam mit den auserwählten Kindern etwas gebaut (Ideen der Kinder einbeziehen): eine Mauer, eine Brücke, 2 Türme, eine kleine Ritterburg.

Ein selbst angefertigtes „Verbzweitstellungsmodell“ kann das Kreisen um den Stuhl prägnanter verdeutlichen (Abb. 14). Auch in dieser Sequenz übernehmen die Kinder Tweetys Rolle.

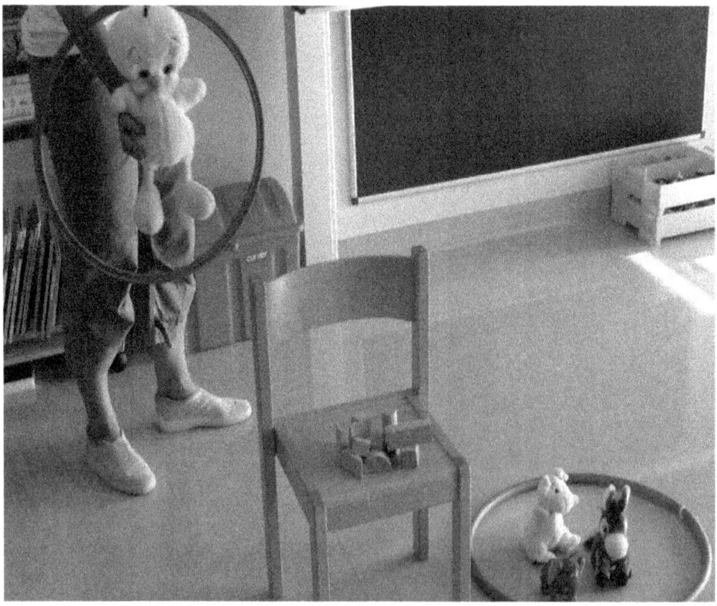

Abb. 13: Kreisen um das Verb „spielen“

Prinzipien der Kontextoptimierung

Gespräche: Das lebhafte Drehen der Reifen um den Stuhl bzw. mit dem großen Modell um den Korb, verdeutlicht eine Möglichkeit, um Geschichten spannender zu erzählen. Das Verb „spielen“ bleibt immer an derselben Position, sowohl beim langweiligen als auch beim spannenden Erzählen. Es ist „faul“, bewegt sich überhaupt nicht.

Wahrnehmbare Strukturen: Anordnung der grünen Reifen um das faule Wort. Das Kennzeichen „faul" wird dadurch verdeutlicht, dass sich das Verb – symbolisch dargestellt – auf dem Stuhl bzw. im Korb befindet, sich demnach nicht bewegt und nicht irgendwo herumkreist.

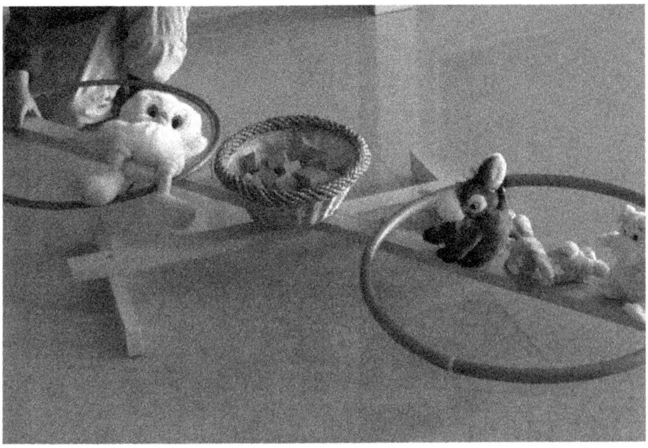

Abb. 14: Am Verbzweitstellungsmodell drehen

8 Generalisierung des „faulen Wortes"

Rahmenthema: Tiere und deren Lebensraum
Format: Pantomime, **Dauer:** +/-20', **Modalität:** Pro.
Sprachmaterial: SVX/XVS: Ich spiele mit Max. Mit Anne spiele ich. Was machst du?
S: 1. und 2. Person Einzahl
V: „spielen" und „machen"
X: Objekt, W-Fragewort
Material: Tweety, Plüschtiere, Stuhl mit zwei grünen Reifen, auf roten Kärtchen symbolisch dargestellte Verben: z.B. gehen, laufen, springen, rennen, essen, turnen, malen und ein großes Fragezeichen auf einem grünen Kärtchen.
Setting: Die Kinder sitzen in einer langen Reihe vor dem Stuhl und den zwei Reifen.

Aufgabe: Die Kinder überlegen, was sie am liebsten mit ihrem Lieblingsplüschtier tun. Die Aktivitäten werden auf rote Kärtchen symbolisch aufgezeichnet und pantomimisch dargestellt.

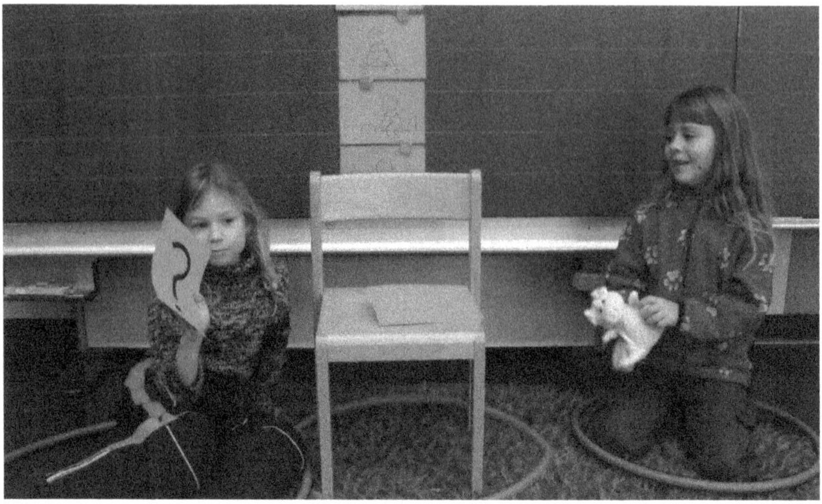

Abb. 15: „Was machst du?"

Handlungsrahmen: Die Kinder möchten mit ihren Plüschtieren spazieren gehen, laufen, springen, rennen, turnen, malen, essen oder schlafen. Die Tätigkeiten werden aufgezeichnet und gleichzeitig pantomimisch dargestellt.

Der Stuhl mit den zwei grünen Reifen steht vor der Tafel. Über dem Stuhl werden die Kärtchen mit den aufgezeichneten Tätigkeiten an der Tafel fixiert (Abb. 15: fahren, fliegen, ...).

Anschließend führt ein Kind mit seinem Spielkameraden eine Tätigkeit pantomimisch vor, die erraten werden soll. Das entsprechende Bild wird von der Tafel genommen und auf den Stuhl gelegt. Das Kind und das Plüschtier stellen sich beliebig in einen der zwei Reifen: „Ich springe mit Max." „Mit Max springe ich."

Anhand des Fragezeichens wird ein zweites Kind aufgefordert, sich pantomimisch zu betätigen. Das zweite Kind muss sich in den zweiten grünen Reifen stellen: Was machst du? (das Verb „machen" wird durch ein rotes „Blanko-Kärtchen" dargestellt, Abb. 15)

Prinzipien der Kontextoptimierung

Gespräche: Das Verb „spielen" wurde in der vorigen Aktivität als „faules Wort" bezeichnet. Anhand der pantomimischen Darstellung vieler Tätigkeiten, die symbolisch an der Tafel visualisiert werden, werden die „faulen Wörter" von den Kindern folgendermaßen erfasst: Alles, was ich mit meinem Körper tun kann, wird als „faules Wort" bezeichnet und steht an zweiter Position. Es findet sozusagen eine „Generalisierung" des faulen Wortes statt.

Wahrnehmbare Strukturen: Anordnung der grünen Reifen um die „faulen" Wörter. Visualisierung der Verben und des Fragezeichens anhand von Kärtchen.

9 Bau von V2-Modellen

Rahmenthema: Tiere und deren Lebensraum
Format: Konstruktion, **Dauer:** +/-45', **Modalität:** Rez.
Sprachmaterial: SVX/XVS: Ich nehme den Schraubenzieher. Was nimmst du?
S: 1. und 2. Person Einzahl
V: „nehmen"
X: Objekt, W-Fragewort
Material: zwei Latten (40 + 20 cm), Schrauben (1 x 5 cm + 3 x 0,6 cm), zwei grüne Scheiben und eine rote Scheibe aus Pappe (d = etwa 12 cm), eine kleine rote Scheibe (d = 8 cm), Schraubenzieher
Setting: Die Kinder sitzen um einen Tisch.

Aufgabe: Jedes Kind baut sein eigenes V2-Modell (→ Kap. 3.4, Abb. 1; vgl. auch Motsch 2017, 124f). Die kleinen Modelle haben den Vorteil, dass sie mobil einsetzbar sind, also nicht nur im Klassenzimmer, sondern auch im Nebenraum, im Schulhof, auf der Wiese oder im Turnsaal. Die Modelle haben zudem einen ausgesprochen motivationsfördernden Effekt. Die Kinder setzen „ihr" Modell ein, um korrekte Sätze zu produzieren.
Handlungsrahmen: Die Einzelteile des V2-Modells werden beschrieben und benannt (längeres Holz kreist über kürzerem Holzsockel, mit dem man das Modell in den Händen hält, zweite kleinere rote Scheibe wird später befestigt).

Anschließend setzt jedes Kind sein eigenes Modell zusammen:

Ich nehme den Schraubenzieher. Was nimmst du?
Die kleinen Schrauben nehme ich.

Prinzipien der Kontextoptimierung

Rezeption: Der Handlungsrahmen besteht darin, ein mobiles Modell zur Veranschaulichung der V2-Regel zu bauen. In diesem Rahmen werden die Zielstrukturen häufig und mit unterschiedlichen Verben evoziert, das Verb „nehmen" steht allerdings vermehrt im Blickpunkt. Durch den gezielten Einsatz und die flexible Verwendung der Modellierungstechniken erleben die Kinder möglichst prägnante Form-Funktionszusammenhänge in einem relevanten

Handlungskontext. Zudem werden in sinnvoller Weise sprachliche Kontraste geschaffen, aus denen sich die entscheidenden Merkmale der Zielform abheben: „Ich nehme den Schraubenzieher." „Die Schraube nimmst du."
Präsentation/Parallelsprechen/Alternativfragen: Im Laufe der Aktivität verwendet T unterschiedliche Modellierungstechniken, um die Aufmerksamkeit der Kinder immer wieder auf die Zielstrukturen zu lenken, wobei X aus Akkusativobjekten und Fragewörtern bestehen kann.
Korrektives Feedback/Umformung/Expansion/modellierte Selbstkorrektur: Anhand der Modellierungstechniken präsentiert T dreigliedrige Phrasen in der 1. und 2. Person Einzahl, dies in Form von SVX- und XVS-Sätzen.

10 Aufteilung der Plüschtiere

Rahmenthema: Tiere und deren Lebensraum
Format: Sortieren, **Dauer:** +/-40', **Modalität:** Rez. und Pro.
Sprachmaterial: SVX/XVS: Das Reh wohnt im Wald. Im Wald wohnt das Reh. Da wohnt das Reh.
S: 3. Person Einzahl
V: „wohnen"
X: Präpositionalergänzung oder Adverbial (da)
Material: drei Tische, Plüschtiere aus verschiedenen Lebensräumen, drei Bilder der Lebensräume: Bauernhof, Wald, Savanne/Urwald/Zoo und eventuell einige typische Gegenstände aus den drei Lebensräumen
Setting: Die Kinder sitzen vor den drei Tischen.

Aufgabe: Diese besteht darin, die Tiere auf drei Tischen aufzuteilen. Dadurch werden Erklärungen evoziert, in denen insbesondere die oben erwähnten Zielstrukturen auftauchen.
Handlungsrahmen: Im Klassensaal stehen drei Tische, auf dem Teppich befinden sich alle mitgebrachten Plüschtiere. Diese werden, den Ideen der Kinder folgend, auf die drei Tische hinsichtlich bestimmter Merkmale verteilt: nach deren Farbe, Größe, Anzahl an Beinen oder Stärke. Eine Möglichkeit besteht auch darin, die Tiere nach dem Lebensraum zu gruppieren: die Tiere vom Bauernhof, die Tiere des Waldes und die wilden Tiere (aus der Savanne, dem Urwald oder dem Zoo). Bilder der drei Lebensräume werden auf den jeweiligen Tisch gelegt (veranschaulichen und verdeutlichen die Aufteilung der Tiere). Auch konkrete Gegenstände können den Lebensraum darstellen: ein Bauernhof mit Spielfiguren, der Wald mit einigen Bäumen und Blumen und der Zoo mit einem Käfig.

Die Aufteilung der Tiere evoziert die erwünschten Zielstrukturen:

Die Kuh wohnt im Bauernhof.
Das Reh wohnt im Wald.

Jedes Kind bekommt anschließend ein Plüschtier. Tweety, der keine Ahnung hat, wo die Plüschtiere wohnen, wendet sich jeweils an ein bestimmtes Tier, indem er den Satz folgendermaßen beginnt:

T: Das Pferd …
K: … wohnt auf dem Bauernhof.
T: Der Affe …
K: … wohnt da. (im Zoo)

Prinzipien der Kontextoptimierung

Der offene Handlungsrahmen zu Beginn der Einheit verleitet die Kinder dazu, nach unterschiedlichen Aufteilungsmöglichkeiten zu suchen, wobei das Verb „wohnen" sicherlich sehr schnell als Einteilungskriterium erkannt wird:

Das Schwein wohnt beim Schaf. Der Tiger wohnt beim Löwen.
Das Reh wohnt im Wald. Dort wohnt auch der Hase.

Durch den gezielten Einsatz der Modellierungstechniken können vermehrt dreigliedrige Phrasen in den Fokus der Aufmerksamkeit der Kinder gerückt werden. Schwerpunkt dieser Therapiesequenz ist der erstmalige Gebrauch der 3. Person Einzahl, bewusst einzeln angeboten und erst in der nächsten Therapieeinheit in Kontrast zur 2. Person Einzahl gestellt.
Präsentation / Parallelsprechen: Im Laufe der Aktivität versucht T das Verb „wohnen" in finiter Form in den Mittelpunkt der sprachlichen Äußerungen zu setzen:

Die Kuh wohnt beim Pferd. Im Zoo wohnt der Affe.

Korrektives Feedback / Umformung / Expansion / modellierte Selbstkorrektur: Die Überlegungen hinsichtlich der Zusammengehörigkeit der Tiere evozieren die oben beschriebenen Zielstrukturen, die, wenn nötig, verbessert, umgeformt oder ergänzt werden:

K: Die Kuh wohnen Pferd.
T: Die Kuh wohnt beim Pferd. Die Kuh wohnt auf dem Bauernhof. Auf dem Bauernhof wohnt auch das Schwein. Das Schwein wohnen …, nein, wohnt beim Pferd

11 Bewegungsarten der Tiere

Rahmenthema: Tiere und deren Lebensraum
Format: Pantomime, **Dauer:** +/-40', **Modalität:** Pro.
Sprachmaterial: SVX/XVS: Das Pferd springt auf dem Bauernhof. Auf dem Bauernhof springt das Pferd. Da springt das Pferd. Ich springe mit Pferdchen.
S: 1. und 3. Person Einzahl
V: unterschiedliche Verben des Wortfeldes „fortbewegen"
X: Präpositionalergänzung oder Adverbial (da)
Material: Traktor mit Bauer (für den Lebensraum Bauernhof), einheimischer Baum (für den Lebensraum Wald), Kaktus (für den Lebensraum Urwald), symbolisch dargestellte Verben (auf Kärtchen) der Wortfamilie „fortbewegen", Subjekt-Verb-Kongruenz-Poster
Setting: Stuhlkreis

Aufgabe: Die Tiere bewegen sich sehr unterschiedlich fort. Die Kinder versuchen die typische Fortbewegungsart der Tiere pantomimisch nachzuahmen, können jedoch auch beliebige Bewegungen auswählen, wie „turnen", „springen" oder „klettern". Die Bewegungen werden auf rote Kärtchen symbolisch aufgezeichnet (→ Abb. 16: „turnen").
Handlungsrahmen: Die Kinder suchen sich ein Lieblingstier aus und zeigen pantomimisch vor, wie sich das Tier fortbewegt:

> Das Pferd springt (auf dem Bauernhof).
> Ich springe mit Pferdchen.
> Das Schwein turnt (im Stall).
> Ich turne mit Schweinchen (→ Abb. 16).

Das entsprechende rote Kärtchen wird ausgewählt. Mithilfe der zusammengebauten V2-Modelle zur Veranschaulichung der Verbzweitstellung werden dann jeweils zwei Sätze produziert:

> Das Pferd springt auf dem Bauernhof. Auf dem Bauernhof springt das Pferd.
> Der Hase hopst im Wald. Im Wald hopst der Hase.

Anschließend wird das Poster, welches die Subjekt-Verb-Kongruenz illustriert, um eine dritte Kolonne ergänzt (weitere Erläuterungen unten).

Abschließend verstecken die Kinder je ein Lieblingstier unter ihrem Pulli. Pantomimisch imitieren sie dessen typische Fortbewegungsart. Das Tier soll erraten werden:

Das Pferd springt auf dem Bauernhof.

Wird der korrekte dreigliedrige Satz formuliert, nimmt das Kind das Tier unter seinem Pulli hervor.

Prinzipien der Kontextoptimierung

Produktion: Die Kinder produzieren Sätze, in denen jeweils der Lebensraum der Tiere erwähnt werden muss. Dadurch entstehen dreigliedrige Sätze. Das V2-Modell zeigt den Kindern mögliche Variationen der sprachlichen Strukturen.
Gespräche / wahrnehmbare Strukturen: Verweis auf die Stellung des Verbs anhand der zusammengebauten V2-Modelle. Nachdem einige Tiere erraten wurden, weist T darauf hin, dass ihm etwas aufgefallen ist. Er imitiert anhand einiger Tiere die unterschiedlichen Verbmarkierungen der Kinder:

Das Pferd spring<u>en</u>. Der Hase lauf<u>en</u>. Der Elefant geh<u>t</u>.

Die Verbmarkierung / t / wird auf dem Poster fixiert (Abb. 3): ausgestreckter Zeigefinger als Darstellung des PMS-Zeichens (phonembestimmtes Manualsystem zur Visualisierung einzelner Laute, in diesem Fall zur Veranschaulichung des Plosivs / t /: Bewegung des ausgestreckten Zeigefingers von oben nach vorne). Neben diesem Handsymbol wird ein Tier schema-

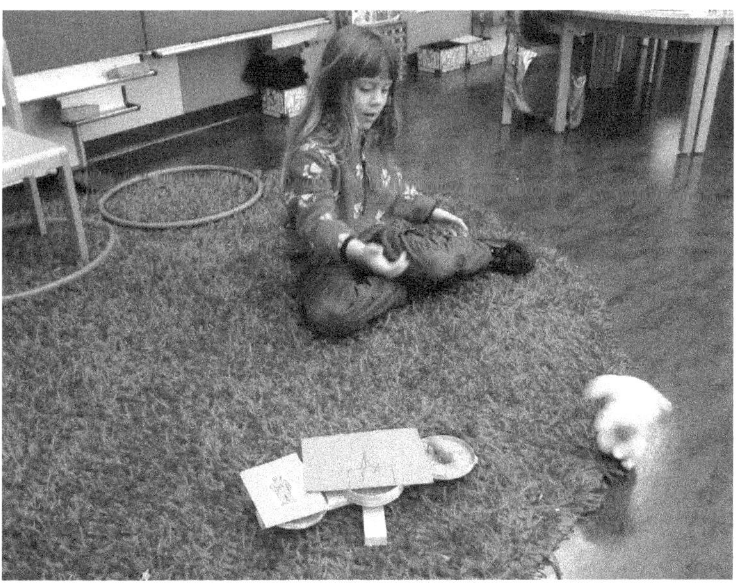

Abb. 16: „Das Schwein turnt im Stall." „Ich turne mit Schweinchen."

tisch dargestellt, beispielhaft für alle anderen Tiere: Spricht man von einem beliebigen Tier, muss man an das PMS-Zeichen denken und die Verbmarkierung /t/ anwenden.
Ausschalten von Verwirrern: Die Verben der Wortfamilie „fortbewegen" besitzen eindeutige Markierungen, wie zum Beispiel: laufen, springen, gehen, krabbeln, fliegen.
Macht der Worte: Erst die korrekte Formulierung der Zielstruktur führt dazu, dass das jeweilige Tier unter dem Pulli hervorkommt.

12 Umschreibung der Tiere

Rahmenthema: Tiere und deren Lebensraum
Format: Ratespiel, **Dauer:** +/- 20', **Modalität:** Pro.
Sprachmaterial: SVX/XVS: Ich springe auf dem Bauernhof. Wer springt auf dem Bauerhof? Das Pferd springt auf dem Bauernhof.
S: 1. und 3. Person Einzahl
V: unterschiedliche Verben des Wortfeldes „fortbewegen"
X: Präpositionalergänzung oder W-Fragewort
Material: Schachtel (Schuhkarton), Plüschtiere
Setting: Stuhlkreis um einen kleinen Tisch

Aufgabe: Die Kinder beschreiben die Fortbewegungsart, ohne pantomimische oder gestische Unterstützung.
Handlungsrahmen: Ein Kind wählt jeweils ein Tier aus und versteckt dieses in einer Schachtel. Anhand eines doppelten Satzes versucht es das Tier zu umschreiben, wobei es selbst die Perspektive des Tieres einnimmt:

> Ich springe auf dem Bauernhof.
> Auf dem Bauernhof springe ich.

T gibt die Frage an die anderen Kinder weiter:

> T: Wer springt auf dem Bauernhof?
> K: Das Pferd springt auf dem Bauernhof. Auf dem Bauernhof springt das Pferd. (V2-Modell einsetzen)

Prinzipien der Kontextoptimierung

Produktion: Mithilfe des V2-Modells wird die Verbzweitstellungsregel mittels der Kontrastierung von SVX- und XVS-Sätzen verdeutlicht:

Ich springe auf dem Bauernhof.
Auf dem Bauernhof springe ich.

Die Fragestellung („Wer springt auf dem Bauernhof?") und dessen Beantwortung („Das Pferd springt auf dem Bauernhof." „Auf dem Bauernhof springt das Pferd.") bestehen aus dreigliedrigen Sätzen mit finitem Verb an Zweitstellung.
Wahrnehmbare Strukturen: In dieser Sequenz kann auch das Fragezeichen als Symbol für das W-Fragewort eingesetzt werden:

Wer springt auf dem Bauernhof?

Die V2-Modelle finden v.a. dann Verwendung, wenn noch Schwierigkeiten bestehen, um die korrekten Antworten zu formulieren. Der Einsatz der Modelle, wie der Einsatz der verschiedenen Elemente zur Visualisierung sprachlicher Strukturen, hängt prinzipiell immer von den Fortschritten der Kinder ab (Feinabstimmung der Therapie).
Gespräche: In einer solch strukturierten Phase wird immer wieder auf die Markierung des Verbs hingewiesen. Die Veranschaulichung auf dem Poster dient auch der Selbstkorrektur.
Zwingende Kontexte schaffen / Kommentierungen zwingend machen / Macht der Worte: Auch diese Einheit wurde so strukturiert, dass eine Auswahl an verschiedenen Verben (Familie „fortbewegen") und Präpositionalergänzungen (Lebensraum) besteht. Die Gesprächspartner können das Tier in der Schachtel nicht sehen. Erst nach der korrekten Formulierung der Zielstruktur und demnach des ganzen Satzes wird das Tier aus der Schachtel hervorgenommen.

13 Darstellung der Lebensräume

Rahmenthema: Tiere und deren Lebensraum
Format: Würfelspiel, **Dauer:** +/-40', **Modalität:** Rez. und Pro.
Sprachmaterial: SVX/XVS: Was nimmst du? Ich nehme den Traktor. Der Traktor steht auf dem Bauernhof. Auf dem Bauernhof steht der Traktor.
S: 1., 2. und 3. Person Einzahl
V: „nehmen" und „stehen"
X: Akkusativergänzung, Präpositionalergänzung oder W-Fragewort
Material: Gegenstände aus verschiedenen Lebensräumen der Tiere, z.B. Traktor, Trog, Umzäumung, Heu, Stall, Tannenbaum, Laubbaum, Blumen, Gras, Baumstamm, afrikanischer Baum, Kaktus, Sand, Banane, Kokosnuss, zudem ein Leintuch, ein dreifarbiger Würfel, drei farbige Punkte (identische Farben als auf dem Farbwürfel)
Setting: Stuhlkreis vor den Tischen

Aufgabe: Um die Lebensräume der Tiere gestalten zu können, werden typische Gegenstände zusammengetragen bzw. anhand von Bauklötzen errichtet.
Handlungsrahmen: Unter einem größeren Tuch befinden sich je fünf typische Gegenstände der drei Lebensräume. T entfernt kurz das Leintuch (in die Höhe heben und nach unten gleiten lassen) und befragt anschließend ein Kind:

> T: Was nimmst du? (bzw.: Was tust du?)
> K: Den Traktor (bzw.: Ich nehme den Traktor.)

Bevor es diesen unter dem Leintuch hervornimmt, verrät es den Kindern, wo der Traktor hingehört:

> K: Der Traktor steht auf dem Bauernhof.

Sind die Kinder hiermit einverstanden, nimmt es den Traktor und stellt ihn auf den entsprechenden Tisch.

Die Verteilung aller Gegenstände wird anschließend ein zweites Mal vorgenommen. Dieses Mal werden die drei Lebensräume durch farbige Punkte gekennzeichnet (z. B. braun = Bauernhof, grün = Wald und gelb = Savanne/ Urwald/Zoo).

Hat das Kind gewürfelt, wählt es sich einen Gegenstand unter dem Leintuch aus, welcher zur gewürfelten Farbe, das heißt zum entsprechenden Lebensraum, passt:

> T: Was tust du?
> K: Ich nehme den Traktor.
> T: Und?
> K: Der Traktor steht auf dem Bauernhof.

Prinzipien der Kontextoptimierung

Der Handlungsrahmen regt die Kinder zu vielen sprachlichen Äußerungen an. Sie wollen ihre Erfahrungen und ihr Wissen zu den einzelnen Gegenständen, die unter dem Leintuch versteckt sind, einbringen. Der gezielte Einsatz der Modellierungstechniken und der teilweise geplante Ablauf der Handlungen (ein Kind nach dem anderen sucht sich einen Gegenstand aus, formuliert seinen Satz und erhält eine Rückmeldung seitens der Klassenkameraden) stellt die Verben „nehmen" und „stehen" in den Fokus der Handlung. Die Subjekt-Verb-Kongruenz wird zuerst anhand des Verbs „nehmen" im kontrastiven Gebrauch der 1. und 2. Person Einzahl verdeutlicht, anschließend wird auch die 3. Person Einzahl verwendet. XVS-Sätze werden durch die Topikalisierung unterschiedlicher Satzelemente realisiert, sodass diese Therapieeinheit auch dazu dienen kann, die bereits erzielten Fortschritte der Kinder zu erfassen.

Durch den variablen Einsatz der Modellierungstechniken (Präsentation, korrektives Feedback, Expansion) stehen die Zielstrukturen im Blickpunkt. T formuliert selbst die Fragen („Was tust du?“ „Und?“) und versucht, die erwähnten Zielstrukturen durch korrektives Feedback oder Expansion prägnant hervorzuheben.

Besonders während der zweiten Phase dieser Einheit, in der dieselben Gegenstände gebraucht werden, jedoch mithilfe des Farbwürfels ein zusätzliches Strukturierungselement hinzukommt, wird auf die korrekte Produktion der Zielstrukturen geachtet.

Gespräche, wahrnehmbare Strukturen: Vor allem in der Wiederholungsphase (Einsatz des Farbwürfels) verweist T, wenn nötig, auf das Poster (Veranschaulichung der SVK) bzw. auf das V2-Modell.

Sprechweise des Therapeuten, kürzeste Zielstruktur, Ausschalten von Verwirrern: Die Endungen der Vollverben „nehmen“ und „stehen“, die in den dreigliedrigen Phrasen an finiter Position gebraucht werden, hebt T durch eine professionelle Sprechweise prägnant hervor.

Zwingende Kontexte schaffen: Durch das Schaffen von drei verschiedenen Lebensräumen und deren Charakterisierung durch mehrere Gegenstände muss jedes Kind immer wieder eine Auswahl treffen hinsichtlich des Subjektes und des Satzobjektes.

Kommentierungen zwingend machen, Macht der Worte: Zuerst wird die Auswahl getroffen (das Kind sucht sich einen Gegenstand aus) und die auserwählte Handlung formuliert (der Traktor steht auf dem Bauernhof), bevor dieselbe ausgeführt werden darf (das Kind stellt den Traktor auf den Bauernhof, nachdem die anderen Kinder über die Korrektheit der Aussage reflektiert haben).

14 Winnie und Tweety ordnen die Tiere

Rahmenthema: Tiere und deren Lebensraum
Format: Gänsespiel, **Dauer:** +/-40‘, **Modalität:** Rez. und Pro.
Sprachmaterial: SVX/XVS: Du nimmst den Fuchs! Den Fuchs nimmst du! Ich nehme den Fuchs. Den Fuchs nehme ich.
S: 1. und 2. Person Einzahl
V: „nehmen“
X: Akkusativergänzung
Material: etwa 15 Spielsteine (Bierdeckel oder Bauklötze), etwa 35 Spielfiguren (Tiere), Dreier-Würfel, Tweety, Winnie
Setting: Stuhlkreis vor einem Tisch

Aufgabe: Die Zusammenstellung von eigenen Spielen stellt für die Kinder eine besondere Motivation dar. Nach und nach erfinden sie tolle Regeln, auch hinsichtlich der korrekten Formulierung der erwünschten Zielstrukturen.

Handlungsrahmen: Mit etwa 15 Spielsteinen oder Bierdeckeln wird ein Weg über den Tisch gelegt. Auf den meisten Spielfeldern stehen einige Tiere. Tweety hat seinen besten Freund Winnie mitgebracht. Winnie ist ein großer Freund aller Tiere und möchte den Kindern zeigen, dass er genau weiß, in welchen Lebensräumen die einzelnen Tiere wohnen. Tweety will ihm natürlich behilflich sein!

Mithilfe eines Dreier-Würfels bewegt jedes Kind eine Spielfigur Richtung Ziel. Kommt es auf einem Spielfeld zum Stehen, auf dem sich Tiere befinden, fordert es Tweety oder Winnie auf (indem es ihn beim Namen nennt oder auf ihn zeigt), ein bestimmtes Tier zu nehmen (Abb. 17):

> K: Winnie, du nimmst das Reh!
> oder: Winnie, das Reh nimmst du!
> Winnie: O.K., ich nehme das Reh.
> oder: Gut, das Reh nehme ich.
> Winnie erklärt: Das Reh wohnt im Wald. (Winnie stellt es in den „Wald", in Abb. 17 im Hintergrund auf dem Schrank)

In einem zweiten Spiel werden Winnies und Tweetys Rollen von den Kindern übernommen. Wie erwähnt, können zusätzliche Regeln den Spielverlauf spannender gestalten.

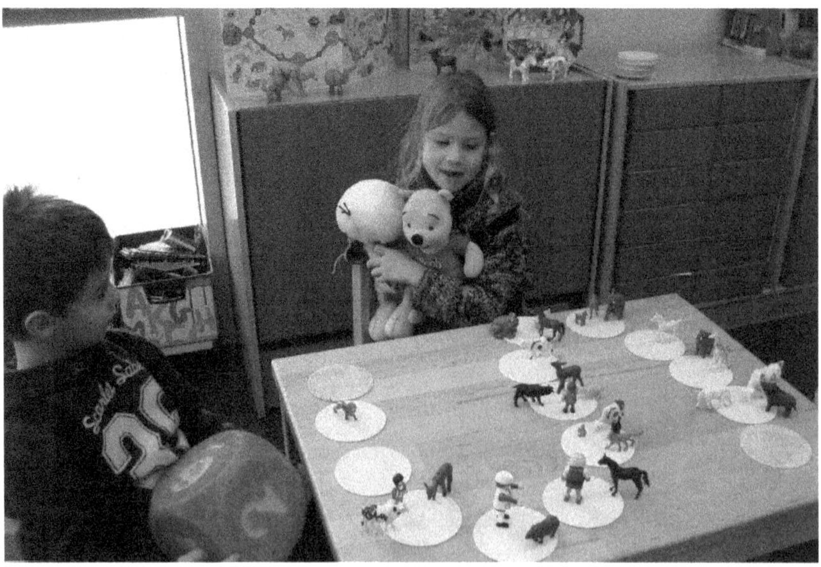

Abb. 17: „Winnie, du nimmst das Reh."

Prinzipien der Kontextoptimierung

Gespräche/wahrnehmbare Strukturen: In dieser Einheit werden auch die V2-Modelle eingesetzt. Die Produktion von zwei korrekten Sätzen kann als zusätzliche Regel gelten:

- Du nimmst das Reh. Das Reh nimmst du.

Auch das Poster (Verdeutlichung der SVK), als Möglichkeit der Selbstkorrektur, soll Verwendung finden. Winnie und Tweety kontrastieren die Aussagen der Kinder in der 1. Person Einzahl, bspw.:

- Ich nehme das Reh. Das Reh nehme ich.

Auch die bereits bekannten Strukturen in der 3. Person Einzahl werden noch einmal rezeptiv angeboten:

- Das Reh steht im Wald. Im Wald steht das Reh.

Zwingende Kontexte, Kommentierungen zwingend machen, Macht der Worte: Diese Prinzipien werden, wie bereits in der vorherigen Therapieeinheit, durch die Auswahl von mehreren Subjekten (Winnie und Tweety) und mehreren Objekten (typische Gegenstände der Lebensräume), durch die Versprachlichung vor der Aktion und durch Handlungen, die im Anschluss an die Äußerungen ausgeführt werden, umgesetzt.

15 Kartenspiel herstellen: Wo wohnen die Tiere?

Rahmenthema: Tiere und deren Lebensraum
Format: Konstruktion, **Dauer:** +/-40', **Modalität:** Rez.
Sprachmaterial: SVX/XVS: Was schneidest du aus? Ich schneide das Pferd aus. Du schneidest das Pferd aus.
S: 1. und 2. Person Einzahl
V: „malen" und „ausschneiden" (erstes zweigliedrige Verb)
X: Akkusativergänzung oder Fragewort „was"
Material: 36 Blankokarten, Bilder von 18 Tieren und typischen Merkmalen der 3 Lebensräume zum Ausschneiden, je sechs Tiere aus den drei Lebensräumen Wald, Bauernhof, Savanne/Zoo, Scheren, Farben, Klebstoff, V2-Modell
Setting: Die Kinder sitzen um einen Tisch.

Aufgabe: Das selbst angefertigte Spiel soll aus Karten bestehen, die paarweise zusammen gehören: je ein Tier und ein typisches Objekt aus dessen Lebensraum, wie zum Beispiel ein Schwein und ein Traktor, ein Hase und ein Baum oder ein Löwe und ein Gitter (Abb. 18). Während der Planungs-

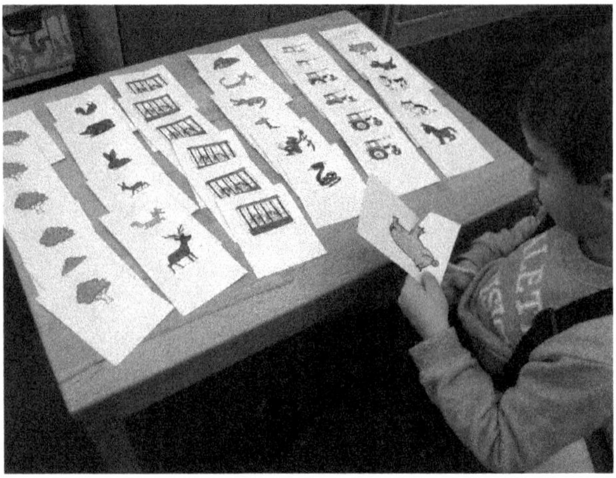

Abb. 18: Kartenspiel

phase und während des Bastelns entstehen viele Situationen, in denen die sprachlichen Zielstrukturen evoziert werden.

Handlungsrahmen: Das Kartenspiel dieser Aktivität setzt sich aus 36 Karten zusammen: auf 18 Karten befindet sich jeweils ein Tier (je sechs Tiere aus den drei Lebensräumen), auf den restlichen 18 Karten jeweils ein typisches Merkmal der Lebensräume (je sechs Karten pro Lebensraum: ein Traktor stellvertretend für den Bauernhof, ein Baum für den Wald und ein Gitter für den Zoo).

Die Tiere und typischen Merkmale der Lebensräume werden ausgeschnitten (oder selbst gemalt), gefärbt und auf die Blankokarten geklebt.

Prinzipien der Kontextoptimierung

Rezeption: Der Handlungsrahmen, die Herstellung eines Kartenspiels, erfordert eine klare Absprache im Voraus, wodurch die sprachlichen Zielstrukturen häufig präsentiert werden:

> Ich male einen Baum. Ich färbe das Pferd. Was malst du?
> Ich schneide das Pferd aus.
> oder auch: Einen Baum male ich. Das Pferd schneide ich aus.

Gespräche / wahrnehmbare Strukturen: Zum ersten Mal wird in dieser Einheit ein zweigliedriges Verb („ausschneiden“: Verb mit Präfix) verwendet. Die Aufgliederung des Verbs und die Positionierung des Präfixes an die Endposition kann anhand des V2-Modells visualisiert werden: Das Präfix befindet sich noch hinter der zweiten grünen Scheibe, sozusagen als „Anhängsel“. Eine zweite kleinere rote Scheibe (die am Ende des Holzes von unten mit einer kleinen Schraube befestigt wird und, wenn erforderlich, nach außen gedreht werden kann) kann dies anschaulich darstellen (Abb. 19, kleine rote

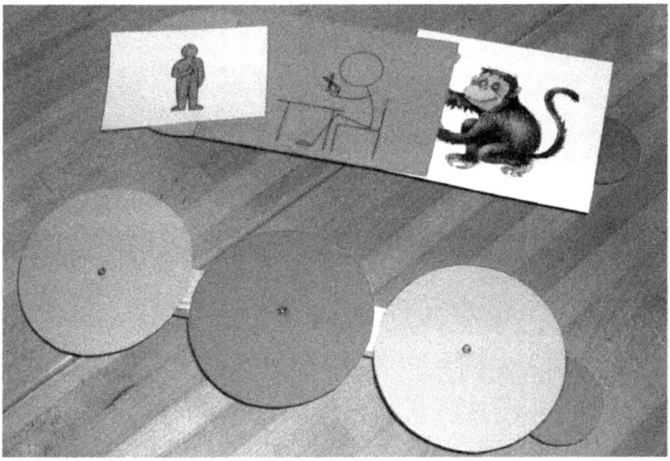

Abb. 19: V2-Modell für zusammengesetzte Verben: „Ich schneide den Affen aus."

Scheibe rechts am V2-Modell). Vielleicht gelingt es einigen Kindern weitere „längere" (zweigliedrige) Verben ausfindig zu machen, die auch „geteilt" werden müssen (Umklammerung): ausmalen, hinzulegen, umdrehen.
Kontrolle der eigenen Redebeiträge: Die sprachlichen Eröffnungen des Therapeuten beeinflussen die sprachlichen Reaktionen der Kinder; je präziser die Fragestellungen sind, je wahrscheinlicher sind elliptische Antworten: Was machst du? Das Pferd. Aber: Was tust du? Ich male das Pferd.
Zwingende Kontexte/Kommentierungen zwingend machen: Die Selbstherstellung eines Spiels (Handlungsrahmen) verlangt eine genaue Absprache unter den Kindern, zumal mehrere Elemente zur Auswahl stehen (verschiedene Tiere und Lebensräume) und auch mehrere Tätigkeiten ausgeführt werden müssen (ausschneiden, malen, färben).

16 Kartenspiel einsetzen: Wo wohnen die Tiere?

Rahmenthema: Tiere und deren Lebensraum
Format: Kartenspiel, **Dauer:** +/- 30', **Modalität:** Pro.
Sprachmaterial: SVX/XVS: Kim, du hast einen Baum? Ich habe einen/keinen Baum. Einen/Keinen Baum habe ich.
S: 1. und 2. Person Einzahl
V: „haben" in finiter Form verwendet
X: Akkusativergänzung
Material: Kartenspiel
Setting: Die Kinder sitzen um einen Tisch.

Aufgabe: Die Kinder werden aufgefordert, darauf zu achten, dass die Regeln des Spiels von jedem beachtet werden. Sprachliche Äußerungen, die Bestandteil der Regeln sind, stehen somit vermehrt im Fokus der Aufmerksamkeit.
Handlungsrahmen: Durchführung des Spiels: Für jeden Mitspieler werden zwei zusammengehörige Paare ausgewählt (also vier Karten pro Spieler, z. B. Hase, Baum, Schwein, Traktor). In der Einzeltherapie wird – wie in solchen Spielen üblich – mit einem Nachziehstapel gespielt, zu Beginn haben die Mitspieler auch mehr als zwei Karten in der Hand. Die Karten werden nach „Tier" und „Lebensraum" getrennt und dann innerhalb der zwei Stapel gut gemischt. Jeder Spieler erhält vier Karten, je zwei Tiere und zwei Lebensräume. Die beiden Tiere werden in der Hand gehalten, die beiden Lebensräume liegen verdeckt vor dem jeweiligen Mitspieler auf dem Tisch. Verloren hat derjenige, der noch als letzter ein Tier in der Hand hält.

Reihum darf ein Mitspieler einen zweiten fragen, ob dieser einen Lebensraum hat, den er selbst braucht:

- Kim, du hast einen Baum?

Ist dies der Fall, wird das Paar abgelegt und der nächste Mitspieler ist an der Reihe:

- Ja, ich habe einen Baum. (Ja, einen Baum habe ich.)

Mit wenigen Kindern wird, wie bereits erwähnt, die Anzahl an Karten erhöht.

Prinzipien der Kontextoptimierung

Produktion: Die Regeln des Spiels bilden einen hoch strukturierten Rahmen. Eine Regel besteht darin, die Fragestellung immer mit dem Namen des Kindes und dem entsprechenden Pronomen zu beginnen, wodurch Fragen mit topikalisiertem Verb (Verwirrer) vermieden werden: Hast du einen Baum? Die Fragestellung: „Kim, du hast … einen Baum?", ist dann echt, wenn zuerst überlegt wird, wen man fragen will, bevor anhand der eigenen Karten der Lebensraum bestimmt wird, den man noch braucht.

Eine andere Möglichkeit besteht auch darin, keine Fragen zu stellen, sondern Behauptungen zu äußern:

- Kim, du hast (bestimmt) einen Baum!

Zwingende Kontexte: Das Spiel wurde so geplant, dass immer eine Auswahl von mehreren Elementen hinsichtlich des Subjektes (ein Mitspieler wird ausgewählt) und des Objektes (ein unter drei möglichen Lebensräumen) besteht. In der Einzeltherapie muss selbstverständlich nicht jedes Mal der Vorname des Mitspielers wiederholt werden:

- Du hast (bestimmt) einen Traktor!

Kommentierungen zwingend machen: Der Spieler, der an der Reihe ist, muss seine Intentionen notgedrungen äußern. Ansonsten kommt das Spiel zum Stillstand.
Macht der Worte: Nur durch die Beschreibung einer gewünschten Spielkarte kann man diese tatsächlich erhalten, und vielleicht das Spiel gewinnen.
Gespräche, wahrnehmbare Strukturen: Die oben erwähnte Regel (die Fragestellung immer mit dem Namen eines Kindes zu beginnen) kann auch mithilfe des V2-Modells visualisiert werden. Das Poster, welches die SVK veranschaulicht, kann zudem jederzeit zur Überprüfung der Verbmarkierungen zur Hilfe genommen werden.

17 Planungsphase: Wir bauen einen Bauernhof

Rahmenthema: Tiere und deren Lebensraum
Format: Gespräch, **Dauer:** +/-30', **Modalität:** Rez.
Sprachmaterial: SVX/XVS: Die Kuh wohnt im Stall. Im Stall wohnt die Kuh.
S: 3. Person Einzahl
V: „wohnen"
X: Präpositionalergänzung
Material: Bildmaterial vom Bauernhof: z.B. Bilderbücher, Poster, Fotos, Gesellschaftsspiele, Spielsachen
Sozialform: Die Kinder sitzen um einen Tisch.

Aufgabe: Bilderbücher, Poster, Fotos, Gesellschaftsspiele, Spielsachen zum Thema Bauernhof werden zusammengetragen. Die Aufgabe der Kinder besteht darin, möglichst viele Tiere zu finden, die auf einem Bauernhof leben, um dann zu bestimmen, wo genau sie auf dem Bauernhof „wohnen".
Handlungsrahmen: Die Tiere leben nach Arten getrennt in verschiedenen Bereichen des Bauernhofs: im Stall, in der Scheune, auf der Wiese, im Haus, im Zwinger oder auf dem Hof. Ziel ist es, den spezifischen Wohnraum der einzelnen Tiere zu bestimmen.

In einer ersten Phase sollen die Kinder das Bildmaterial alleine oder in kleinen Gruppen anschauen, anschließend wird dieses gemeinsam betrachtet.

Prinzipien der Kontextoptimierung

Rezeption: Die Vorgabe der oben erwähnten „doppelten" Aufgabe (Tiere bestimmen und Bauernhof beschreiben) veranlasst die Kinder, dreigliedrige Sätze zu bilden, in denen das Subjekt durch ein Tier dargestellt wird und die Präpositionalergänzung durch einen bestimmten Ort:

> Die Kuh wohnt im Stall.

Zusätzlich versucht T die Aufmerksamkeit der Kinder durch den abwechslungsreichen Einsatz der Modellierungstechniken auf die sprachlichen Zielstrukturen zu lenken. Er versucht möglichst oft seine Strukturen kontrastiv zu den vorhergehenden Äußerungen der Kinder zu formulieren, indem er den Ort „topikalisiert“:

> Im Stall wohnt die Kuh. Im Zwinger wohnt der Hund.

Korrektives Feedback/modellierte Selbstkorrektur: Die kindlichen Äußerungen können mit korrekt formulierter Zielstruktur wiedergegeben werden, dies auch, nachdem die fehlerhafte Struktur des Kindes noch einmal von T aufgegriffen und dann sofort korrigiert wird:

> Die Kuh wohnen, nein, wohnt im Stall.

Umformung: Durch die Umformung der kindlichen Äußerungen werden sprachliche Kontraste hergestellt, dies sowohl im Hinblick auf den kontrastiven Gebrauch der Verbmarkierungen, als auch von SVX- und XVS-Sätzen.
Extension: T kann die Zielstrukturen immer wieder einbauen:

> K: Schau, wie lieb!
> T: Ja, süß: Im Heu liegt das Schwein.

Sprechweise des Therapeuten: Hervorhebung der Endung /t/ als Markierung der 3. Person Einzahl, Einsatz des PMS-Zeichens.
Zwingende Kontexte schaffen/Kommentierungen zwingend machen: Jedes Kind muss sowohl das Subjekt (Tier) als auch die Präpositionalergänzung (Ort) formulieren:

> Das Huhn wohnt im Hühnerstall.

18 Der Bauernhof wird gebaut

Rahmenthema: Tiere und deren Lebensraum
Format: Konstruktion, **Dauer:** +/-30‘, **Modalität:** Rez.
Sprachmaterial: SVX/XVS: Ich habe eine Kuh. Ein Schwein habe ich.
S: 1., 2. und 3. Person Einzahl
V: „haben“, „bauen“ und „wohnen“
X: Akkusativobjekt oder Präpositionalergänzung

Material: Tiere vom Bauernhof in Form von Spielfiguren, Baukasten, Gegenstände vom Bauernhof: Traktor, Besen, Trog, Heu, Kanne …
Setting: Die Kinder sitzen/stehen um einen Tisch.

Aufgabe: Ein Bauernhof eines Buches oder einer Abbildung wird ausgewählt, den es mithilfe von Bauklötzen und Spielfiguren (Tieren) nachzubauen gilt. Die Kinder überlegen selbst, wie sie vorgehen wollen, wodurch die oben beschriebenen Zielstrukturen vermehrt evoziert werden.
Handlungsrahmen: In einer ersten Phase werden die Spielfiguren (Tiere) nach Arten sortiert:

Ich habe ein Schwein. Ein Schaf hast du.

Anhand des Bildmaterials wird dann in einer zweiten Phase ein Bauernhof mithilfe von Bauklötzen errichtet: ein Wohnhaus, ein Stall, ein kleiner Hühnerstall, eine Wiese, eine Scheune, ein Zwinger:

Einen Stall baue ich. Du baust eine Scheune.

Zum Schluss kommen die Tiere an ihren Platz:

Die Kuh wohnt im Stall. Das Huhn wohnt in der Scheune.

Prinzipien der Kontextoptimierung

Rezeption: Die Realisierung eines (ausgewählten) Bauernhofes mithilfe von Bauklötzen und Spielfiguren (Tiere) evoziert vermehrt die sprachlichen Ziel-

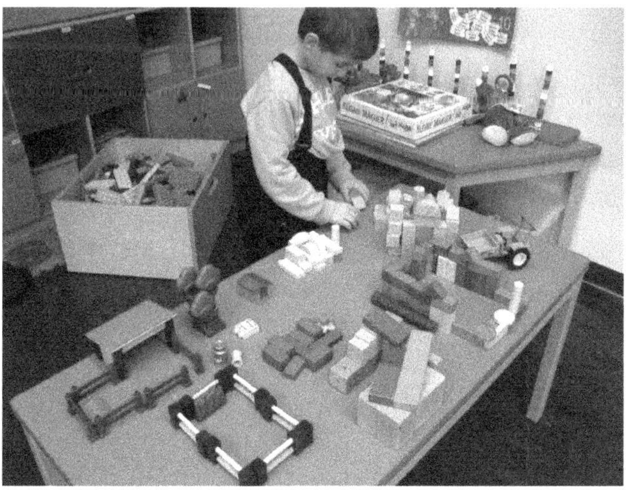

Abb. 20: Bau eines Bauernhofs

strukturen. T versucht auch im Rahmen dieser Therapieeinheit möglichst prägnante sprachliche Kontraste herzustellen, im Hinblick auf die Verbmarkierung in der 1. und 2. Person Einzahl und im Hinblick auf die Topikalisierung von Subjekt und Ergänzung. Dies gelingt umso besser, wenn er – wie er dies prinzipiell tun sollte – nicht aktiv an jeder Handlung teilnimmt.
Sprechweise des Therapeuten, kürzeste Zielstruktur, Ausschalten von Verwirrern: Die Endungen der Vollverben „haben", „bauen" und „wohnen" werden durch eine professionelle Sprechweise hervorgehoben. Die Verben werden eindeutig markiert, beinhalten keinerlei Verwirrer.
Zwingende Kontexte: Die Sätze müssen hinsichtlich des Subjekts und der Ergänzung eindeutig formuliert werden, um dadurch das Verständnis und den Fortgang der Handlung zu ermöglichen.

19 Rollenspiel: Das Leben auf dem Bauernhof

Rahmenthema: Tiere und deren Lebensraum
Format: Rollenspiele, **Dauer:** +/-40', **Modalität:** Rez. und Pro.
Sprachmaterial: SVX/XVS: Die Bäuerin füttert die Hühner. Die Hühner fütterst du. Ich füttere die Hühner.
S: 1., 2. und 3. Person Einzahl
V: unterschiedliche Verben
X: Akkusativobjekt oder Präpositionalergänzung
Material: selbst errichteter Bauernhof, Spielfiguren: Tiere, Kinder und Erwachsene
Setting: Die Kinder sitzen um einen Tisch.

Aufgabe: Um das Leben auf dem Bauerhof als Rollenspiel darstellen zu können, überlegen die Kinder erst einmal, was man alles auf dem Bauernhof unternehmen kann. Die korrekte Formulierung der eigenen Ideen mittels der erwähnten Zielstrukturen ist eine Voraussetzung, um von den Mitschülern verstanden zu werden.
Handlungsrahmen: Auf dem Bauernhof gibt es viel zu tun: die Tiere füttern, die Tiere streicheln, den Tieren zuschauen, über die Wiesen laufen, mit dem Traktor fahren, Milch trinken, Eier einsammeln. Die einzelnen Handlungen werden mithilfe von kleinen Spielfiguren auf dem selbst errichteten Bauernhof „nachgespielt".

T zeichnet die verschiedenen Handlungen auf Kärtchen. Die Kinder können während des Zeichnens raten, um welche Handlung es geht (Montagsmaler).

Die Kärtchen dienen als Ausgangspunkt kleiner Rollenspiele. Ein Kind zieht mit geschlossenen Augen drei Kärtchen und gibt sie einem zweiten Kind, welches ihm die kleine Geschichte schildert:

Du läufst über die Wiese. Du fährst Traktor. Du trinkst Milch.

Anschließend führt das erste Kind die Handlungen durch und tut so, als würde es den Klassenkameraden eine Geschichte erzählen:

Ich laufe über die Wiese. Ich fahre Traktor. Ich trinke Milch.

Gemeinsam mit den anderen Kindern kontrolliert T zum Schluss den Handlungsablauf, indem er die Bilder anschaut und dieselben Sätze noch einmal in der 2. Person Einzahl formuliert:

Du läufst über die Wiese. Du fährst Traktor. Du trinkst Milch.

Prinzipien der Kontextoptimierung

Gespräche / wahrnehmbare Strukturen: T variiert die Reihenfolge, in der er die Handlungen aufzeichnet: Manchmal beginnt er mit dem Subjekt (der Junge läuft, springt, füttert, schläft), manchmal mit der Ergänzung (Über die Wiese … . Im Heu … . Milch … . Traktor … .). Dies bildet die Basis kurzer Gespräche über die abwechselnde Formulierung dreigliedriger Sätze. Der Einsatz des V2-Modells kann dies visualisieren: Die Gegenstände, die das Subjekt und die Ergänzung darstellen, werden auf die beiden grünen Scheiben gestellt, das Verb wird, schematisch dargestellt, auf die rote Scheibe gelegt.

Während den kurzen Rollenspielen werden die 1. und 2. Person Einzahl kontrastiv angeboten. Die strukturierte Situation ermöglicht den gezielten Einbezug des SVK-Posters. Das Umschalten von der einen auf die andere Person erfolgt immer erst nach drei Aussagen (es werden jeweils drei Kärtchen gezogen), sodass die Möglichkeit besteht, das Poster im Voraus zu betrachten und auf die unterschiedliche Markierung hinzuweisen.

Macht der Worte: Erst nach der korrekten Formulierung der aufgezeichneten Situationen wird die Handlung auch tatsächlich durchgeführt.

20 Gänsespiel: Das Leben auf dem Bauernhof

Rahmenthema: Tiere und deren Lebensraum
Format: Gänsespiel, **Dauer:** +/-30', **Modalität:** Pro.
Sprachmaterial: SVX/XVS: Du fütterst das Schwein. Das Schwein fütterst du.
S: 1. und 2. Person Einzahl
V: unterschiedliche Verben

X: Akkusativobjekt oder Präpositionalergänzung
Material: Spielsteine, Spielfiguren, Dreier-Würfel, Kärtchen mit Szenen vom Leben auf dem Bauernhof, errichteter Bauernhof
Setting: Halbkreis um einen Tisch mit Blick auf den Bauernhof.

Aufgabe: Die Kinder erfinden gerne neue Regeln zu einem bekannten Spiel. Die Planung und Gestaltung eines Gänsespiels bieten einen hervorragenden Rahmen, um die Kinder anzuregen, ihre Ideen einzubringen und ihre sprachlichen Fähigkeiten umzusetzen.
Handlungsrahmen: Die Kärtchen mit den verschiedenen Handlungen vom Bauernhof, die in der vorigen Therapieeinheit aufgezeichnet wurden, dienen als Basis eines Gänsespiels. Gespielt wird in „Mannschaften" von je zwei Spielern. Nach jedem Würfeln und anschließendem Vorrücken der Spielfigur wird ein Kärtchen vom Stapel genommen, welches dem Partner, der das Bild nicht sieht, beschrieben wird:

- Du fütterst die Schweine.

Der Partner spielt mithilfe des aufgerichteten Bauernhofes die Szene nach und versprachlicht parallel seine Handlung:

- Ich füttere die Schweine. (Abb. 21)

Nach Betrachtung des Bildes entscheidet T, welcher die Rolle des „Schiedsrichters" innehat, ob die Ausführung als „richtig" bezeichnet werden kann. Ist dies der Fall, darf ein zweites Mal gewürfelt werden. Anschließend sind die nächsten beiden Spieler an der Reihe. In der Einzeltherapie wird abwechselnd ein Bild beschrieben bzw. die Szene nachgespielt.

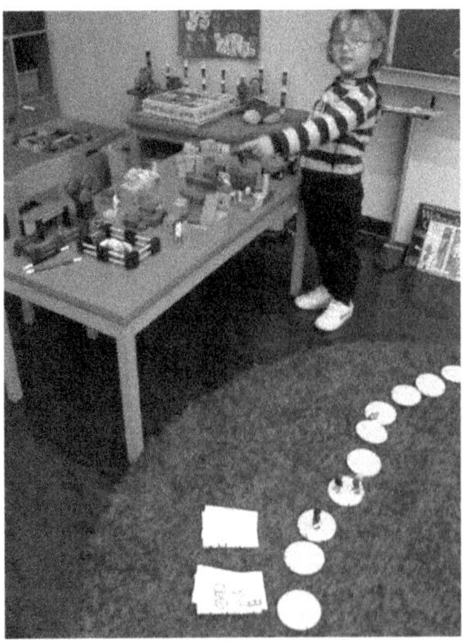

Abb. 21: Die Handlungen werden ausgeführt.

Prinzipien der Kontextoptimierung

Produktion: Die Auswahl der Kärtchen legt die erwünschten Zielstrukturen fest. Je nach sprachlichen Fortschritten können auch zusammengesetzte Verben Verwendung finden.
Gespräche / wahrnehmbare Strukturen: Sprachspiele sind in der Regel hoch strukturiert und können zu jedem Moment unterbrochen werden. Das V2-Modell und das SVK-Poster können dann als Hilfe eingesetzt werden.

21 Mannschaftsspiel: Das Leben auf dem Bauernhof

Rahmenthema: Tiere und deren Lebensraum
Format: Gänsespiel, **Dauer:** +/- 30', **Modalität:** Rez. und Pro.
Sprachmaterial: SVX/XVS: Du gehst in den Stall. Dort schläfst du. Ich gehe in den Stall. Ich schlafe dort.
S: 1. und 2. Person Einzahl
V: unterschiedliche Verben
X: lokales Adverb (dort) oder Präpositionalergänzung
Material: Gänsespiel aus Aktivität 20, Dreier-Würfel, errichteter Bauernhof, Bilder mit Szenen vom Leben auf dem Bauernhof
Setting: zwei Mannschaften sitzen einander gegenüber, mit seitlichem Blick auf den Bauernhof.

Aufgabe: Selbstangefertigte Sprachspiele veranlassen die Kinder dazu, immer neue Ideen einzubringen.
Handlungsrahmen: Die Kärtchen mit den verschiedenen Szenen vom Bauernhof (selbst angefertigte Zeichnungen, Kopien von Bildern) werden von den Kindern in etwa zwei gleich große Hälften zerschnitten und neben das Gänsespiel gelegt. Die eine Hälfte liegt jeweils im verdeckten Stapel, die andere Hälfte gut sichtbar auf dem Teppich, ein Bild neben dem anderen.

Die Kinder werden in zwei Teams eingeteilt, beide Teams haben je eine Spielfigur. In der Einzeltherapie spielen K und T gegeneinander. Ein erstes Kind (A) würfelt und zieht um die entsprechende Punktezahl mit der Spielfigur vorwärts. Die anderen Kinder des Teams nehmen ein Kärtchen vom Stapel. Eines dieser Kinder benennt den Ort, an den A hingehen muss:

Du gehst in den Stall.

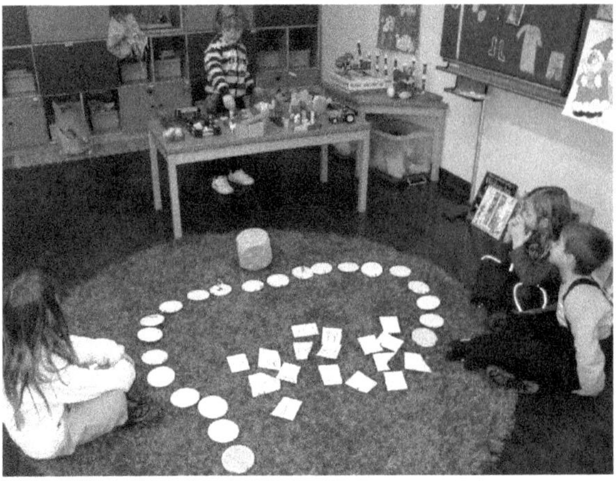

Abb. 22: Die „Mannschaften" sitzen einander gegenüber.

Ein zweites Kind beschreibt, was es dort tun muss:

Dort schläfst du.

Kind A sucht die zweite Hälfte des Bildes und formuliert noch einmal seine Aufgabe:

Ich gehe in den Stall. Dort schlafe ich.

In der Einzeltherapie werden letztere Zielstrukturen sofort formuliert.

Dann führt Kind A die Handlung durch. Parallelsprechen durch T:

Du gehst in den Stall. Dort schläfst du.

Wurde alles korrekt durchgeführt, darf die Spielfigur um ein weiteres Feld vorwärtsgezogen werden. Das zweite Team ist nun an der Reihe.

Prinzipien der Kontextoptimierung

In einer ersten Phase werden die Zeichnungen oder Bilder in zwei Hälften zerschnitten. Die Kinder überlegen selbst, wie sie dies tun wollen: Wo wird durchgeschnitten? Wer schneidet durch? In dieser Phase werden auch dreigliedrige Sätze formuliert:

Ich zeichne den Strich. Ich schneide das Bild durch.

Durch den Einsatz der Modellierungstechniken werden die Aussagen der Kinder korrigiert und die Zielstrukturen vermehrt und prägnant präsentiert:

Du zeichnest .... Du schneidest ... aus.

Während der Aktivität wird auf die Aufspaltung der zweigliedrigen Verben verwiesen. Der kleinere rote Reifen des V2-Modells stellt symbolisch das Präfix des Verbs dar (Abb. 19).
Parallelsprechen: Nachdem die Aktion von den zwei Kindern beschrieben wurde, wiederholt T die Äußerungen in der 2. Person Einzahl, indem er parallel zur Handlung spricht:

Du gehst in den Stall. Dort schläfst du.

Zwingende Kontexte: Das Spiel wurde so geplant, dass immer eine Auswahl von mehreren Elementen hinsichtlich des Verbs (mehrere Aktionen sind möglich) und des Objektes (unterschiedliche Orte am Bauerhof) besteht.
Kommentierungen zwingend machen: Der Spieler, der ein Bild vom Stapel genommen hat, darf dieses nicht anschauen. Die Mitspieler beschreiben, was auf dem Bild zu sehen ist.

22 Die Klasse wird in einen Bauernhof umgestaltet

Rahmenthema: Tiere und deren Lebensraum
Format: Parallelbauen, **Dauer:** +/-40', **Modalität:** Rez. und Pro.
Sprachmaterial: SVX/XVS: Wo stehe ich? Du stehst im Stall.
S: 1. und 2. Person Einzahl
V: Verb „stehen“
X: Fragewort „wo“ oder Präpositionalergänzung
Material: größeres Bild vom Bauernhof (oder aufgerichteter Bauernhof), ausgeschnittene Tiere vom Bauernhof (oder Spielfiguren) und Kärtchen mit denselben Tieren (oder Spielfiguren)
Sozialform: Die Kinder sitzen vor dem Bild des Bauernhofes (bzw. dem errichteten Bauernhof), drehen diesem allerdings den Rücken.

Aufgabe: Die Kinder sollen im Klassensaal anhand von Bildern einen Bauernhof errichten. Dreigliedrige Phrasen mit den Verben „bauen“ und „suchen“ (die Kinder suchen nach Tischen, Tüchern, Holz) werden während der Planung und Konstruktion im Mittelpunkt der Gespräche stehen.
Handlungsrahmen: Auf einem größeren Bild, welches an der Tafel hängt, ist ein Bauernhof abgebildet: das Haus, der Stall, die Wiese, der Misthaufen ... Anstelle des Bildes kann auch der aufgerichtete Bauernhof verwendet wer-

den. Ein Kind (A) befestigt ausgeschnittene Tierbilder auf dem Bild des Bauernhofes, ohne dass die Klassenkameraden dies sehen, bzw. stellt Spielfiguren in den aufgerichteten Bauernhof.

Jedes Kind (außer A) übernimmt die Rolle eines der Tiere, indem ihm ein Bild dieses Tieres umgehängt wird oder indem es eine entsprechende Spielfigur in den Händen hält. Ein Kind nach dem anderen fragt A, wo es sich hinstellen soll:

K: Ich bin ein Pferd. Wo stehe ich?
A: Du stehst im Stall.

Wenn alle Kinder im Bauernhof stehen, wird mit dem Bild bzw. dem errichteten Bauernhof verglichen:

Richtig, ich stehe im Stall.

Die Rollen werden mehrmals getauscht. In der Einzeltherapie übernimmt das fragende Kind nacheinander die Rolle verschiedener Tiere.

Prinzipien der Kontextoptimierung

Durch die Planung und das Errichten eines Bauernhofes werden die erwähnten sprachlichen Zielstrukturen vermehrt evoziert. T versucht auch im Rahmen dieser Therapiesequenz möglichst prägnante sprachliche Kontraste herzustellen, im Hinblick auf die Verbmarkierung in der 1. und 2. Person Einzahl und im Hinblick auf die Kontrastierung von SVX- und XVS-Strukturen.

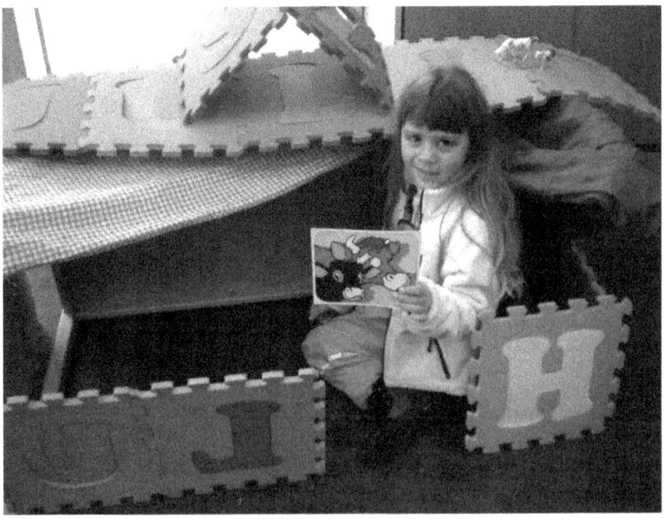

Abb. 23: „Du stehst im Stall."

Sprechweise des Therapeuten, kürzeste Zielstruktur, Ausschalten von Verwirrern: Die Markierung des Verbs „stehen“ – ein Verb mit eindeutiger Verbmarkierung – welches in dreigliedrigen Phrasen in finiter Form gebraucht wird, wird durch die Sprechweise des T prägnant hervorgehoben.
Kontrolle der eigenen Redebeiträge: Werden „nur“ elliptische Äußerungen formuliert, kann T die Kinder durch seine verbalen Interventionen zur Formulierung von vollständigen Sätzen anregen: Was willst du wissen? Was hast du gesagt? Alle Tiere stehen im Stall?
Kommentierungen zwingend machen: Die Kinder sehen das große Bild vom Bauernhof nicht, sodass die Kommentierungen von A zwingend erforderlich sind.
Macht der Worte: Erst die Benennung der verschiedenen Orte führt zur Verteilung der Kinder im Klassensaal.

23 Welches Tier habe ich versteckt?

Rahmenthema: Tiere und deren Lebensräume
Format: Ratespiel, **Dauer:** +/-20', **Modalität:** Pro.
Sprachmaterial: SVX/XVS: Ich gehe in den Stall. Dann gehe ich in den Garten.
S: 1. und 2. Person Einzahl
V: „gehen“
X: temporales Adverb und Präpositionalergänzung
Material: Poster vom Bauernhof (oder aufgerichteter Bauernhof), ausgeschnittene Tiere (oder Spielfiguren), jedes Tier zweimal, dieselben Tiere als Spielfiguren
Setting: Stuhlkreis vor dem Poster

Handlungsrahmen: Jedes Tier wird zweimal, an zwei verschiedenen Orten, auf dem Bild vom Bauernhof befestigt (oder in den aufgerichteten Bauernhof gestellt). Spielfiguren, die den Tieren auf dem Poster (oder im aufgerichteten Bauernhof) entsprechen, werden unter den Kindern verteilt (pro Kind ein Tier). Jedes Kind versteckt sein Tier in seiner Hosentasche.

Ein Kind beschreibt jeweils die beiden Orte, die es besucht, und tut dies dann auch tatsächlich im Klassensaal:

Ich gehe in den Stall. Dann gehe ich in den Garten.

Die anderen Kinder sollen erahnen, um welches Tier es sich handelt:

Du gehst in den Stall. Dann gehst du in den Garten. Du bist / hast die Kuh!

Prinzipien der Kontextoptimierung

Produktion: Die Beschreibung des Weges, den die Tiere zur Besichtigung des Bauernhofes einschlagen, evoziert Sätze mit einem temporalen Adverb und einer Präpositionalergänzung.

Die kleine Raupe Nimmersatt (Einheiten 24–35)

24 Die kleine Raupe Nimmersatt: Erzählen der Geschichte

Rahmenthema: Die kleine Raupe Nimmersatt
Format: Geschichte, **Dauer:** +/-30', **Modalität:** Rez.
Sprachmaterial: SVX/XVS: Die Raupe verschlingt einen Apfel. Einen Apfel verschlingt die Raupe.
S: 3. Person Einzahl
V: „verschlingen"
X: Akkusativobjekt
Material: Buch: „Die kleine Raupe Nimmersatt" (Carle 1994), längere Schnur (z. B. Schnursenkel)
Setting: Stuhlkreis

Aufgabe: Während des zweimaligen Erzählens besteht die Aufgabe der Kinder darin, das „Besondere" an der Geschichte zu erfassen.
Handlungsrahmen: Das Buch „Die kleine Raupe Nimmersatt" wird den Kindern erzählt. Der Text wird dahingehend verändert, dass die Verbzweitstellung prägnant hervorsticht.

Im Mittelteil der Geschichte werden beim erstmaligen Erzählen ausschließlich SVX-Strukturen verwendet, und dies bei gleichbleibendem Subjekt (Raupe) und gleichbleibendem Verb (verschlingen). Die gierige Raupe wird bildlich mit einem Raubtier verglichen, das ganze Äpfel, Birnen oder Zwetschgen „verschlingt":

> Die Raupe verschlingt einen Apfel.

Lediglich die Lebensmittel variieren. Zudem werden die Sätze immer gleichbleibend monoton vorgetragen. Haben die Kinder bereits das „Besondere" entdeckt?

Das Buch wird ein zweites Mal erzählt, indem die Satzstrukturen im Mittelteil variiert werden, mit dem Ziel, den Ablauf der Geschichte abwechslungsreicher zu gestalten. SVX- und XVS-Strukturen wechseln sich beliebig ab:

Die Raupe verschlingt einen Apfel.
Zwei Birnen verschlingt die Raupe.

Die Lebensmittel, die an erster Position im Satz stehen, können zudem besonders betont werden.

Prinzipien der Kontextoptimierung

Rezeption: Den Rahmen der nachfolgenden Therapiesequenzen bildet das inhaltlich sehr leicht verständliche Buch „Die kleine Raupe Nimmersatt". Die Geschichte ist auch deswegen leicht verständlich und zur Veranschaulichung der Verbzweitstellung sehr geeignet, weil ein einziges Subjekt (die Raupe) und ein einziges Verb („verschlingen") im Mittelpunkt stehen und die Handlung anhand einer langen Schnur (z. B. anhand eines Schnursenkels) konkret dargestellt werden kann.

Von Tag zu Tag hat die wachsende Raupe größeren Hunger, bis sie sich schlussendlich ein Haus (Kokon) baut, um sich dann in einen Schmetterling zu verwandeln.

Sprechweise des Therapeuten: Die Sätze des Mittelteils der Geschichte werden fraktioniert vorgetragen, um die immer gleichbleibende Struktur prägnant hervorzuheben: Die Raupe / verschlingt / einen Apfel. Ab einem gewissen Moment erahnen die Kinder durch den alleinigen Anblick der Lebensmittel die Formulierung des nächstfolgenden Satzes.

Kürzeste Zielstruktur / Ausschalten von Verwirrern: Die Zielstrukturen, bestehend aus dreigliedrigen Phrasen, beinhalten keine sprachlichen Ablenker. Das Vollverb „verschlingen" wird an finiter Position verwendet und wird eindeutig markiert.

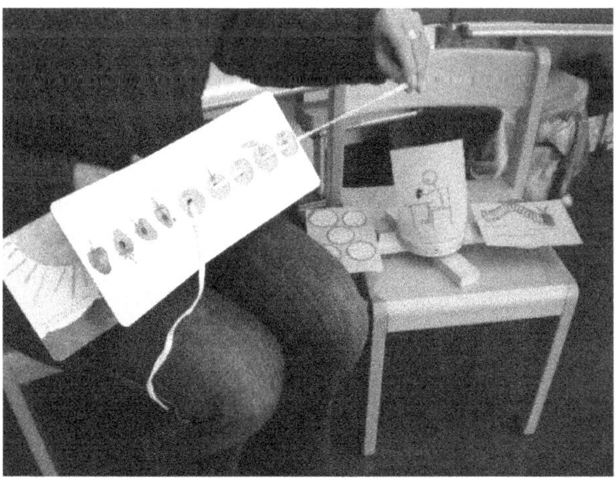

Abb. 24: „Fünf Orangen verschlingt die Raupe."

Gespräche / wahrnehmbare Strukturen: Die Zielstruktur wird nicht weniger als sechzehn Mal im Mittelteil wiederholt, dies bei gleichbleibendem Subjekt und gleichbleibendem Verb. Dies stellt den Ausgangspunkt metasprachlicher Überlegungen dar: Die Sätze sehen immer gleich aus, die Raupe verschlingt immer mehr Lebensmittel. Genau wie in früheren Therapiesequenzen wird die Frage gestellt, auf welche Art und Weise man die Geschichte spannender erzählen kann: Was verschlingt die Raupe jetzt? Das Akkusativobjekt kann auch am Anfang der Äußerungen stehen, vielleicht kann man die beiden Strukturen abwechselnd gebrauchen. Die verschiedenen Möglichkeiten werden ausprobiert.

25 Erzählen der Geschichte anhand der V2-Modelle

Rahmenthema: Die kleine Raupe Nimmersatt
Format: Geschichte, **Dauer:** +/-40', **Modalität:** Rez. und Pro.
Sprachmaterial: SVX/XVS: Die Raupe verschlingt einen Apfel. Einen Apfel verschlingt die Raupe.
S: 3. Person Einzahl
V: „verschlingen"
X: Akkusativobjekt
Material: Buch „Die kleine Raupe Nimmersatt", Modelle zur Darstellung der Verbzweitstellung, 16 symbolische Darstellungen des Verbs „verschlingen", 16 Bilder einer Raupe, die Lebensmittel der Geschichte auf Bildern
Setting: Stuhlkreis vor den V2-Modellen

Aufgabe: Die Aufgabe der Kinder besteht darin, die Geschichte anhand der V2-Modelle „spannend" zu erzählen, indem Subjekt und Objekt beliebig um das Verb rotieren. Eine weitere Aufgabe kann darin bestehen, die Raupe und die Lebensmittel selbst auf Kärtchen zu zeichnen, respektiv diese auszuschneiden.
Handlungsrahmen: In der nachfolgenden Therapieeinheit wird die Geschichte als Rollenspiel umgesetzt. Es ist schwierig, sich die vielen Lebensmittel, die von der Raupe verschlungen werden, zu merken.

Aus diesem Grund werden die Handlungen des Mittelteils (die Raupe verschlingt insgesamt 16 verschiedene Lebensmittel) mithilfe der V2-Modelle dargestellt. Die syntaktische Struktur der Sätze wird nach den Vorschlägen der Kinder variiert (Abb. 2 im 3. Kapitel):

Drei Pflaumen / verschlingt / die Raupe.
Die Raupe / verschlingt / vier Erdbeeren.
Fünf Orangen / verschlingt / die Raupe. (…)

Die Kinder haben bestimmt unterschiedliche Meinungen zur abwechselnden Darstellung dieser Sätze.

Prinzipien der Kontextoptimierung

Produktion: Die Darstellung der dreigliedrigen Phrasen steht im Mittelpunkt der Sequenz. Die Kinder formulieren die Sätze und visualisieren sie mithilfe der V2-Modelle.
Wahrnehmbare Strukturen: Die dreigliedrigen Zielsätze werden anhand der V2-Modelle visualisiert, auf dem SVK-Poster wird in der dritten Kolonne eine kleine Raupe hinzugefügt (Markierung der 3. Person Einzahl).
Zwingende Kontexte schaffen: Die sich wiederholende Handlung der hungrigen Raupe kann durch zwei Strukturen (SVX- bzw. XVS-Struktur) dargestellt werden.
Kommentierungen zwingend machen: Die erwähnten Zielstrukturen werden anhand der V2-Modelle evoziert.

26 Rollenspiel planen

Rahmenthema: Die kleine Raupe Nimmersatt.
Format: Rollenspiel, **Dauer:** +/-20‘, **Modalität:** Rez.
Sprachmaterial: SVX/XVS: Ich habe einen Apfel. Einen Apfel habe ich.
S: 1. und 2. Person Einzahl
V: Verb „haben“ als Vollverb
X: Akkusativobjekt
Material: Lebensmittel, die von der Raupe verschlungen werden (aus dem Einkaufsladen)
Setting: Halbkreis um die Lebensmittel

Aufgabe: Die Planung eines Rollenspiels führt in der Regel durch den Austausch vieler Ideen zur Umsetzung sprachlicher Fähigkeiten in konkreten Situationen.
Handlungsrahmen: Das Buch „Die kleine Raupe Nimmersatt“ wird als Rollenspiel inszeniert. Die vielen Lebensmittel, die in der Geschichte von der Raupe verschlungen werden, werden aus dem Einkaufsladen genommen

und auf dem Boden ausgebreitet (es müssen nicht unbedingt die gleichen sein als im Buch!). Das nochmalige Erzählen der Geschichte ermöglicht den Kindern, die Lebensmittel in die Reihenfolge zu legen, in der sie verschlungen werden. Parallel können auch die entsprechenden Bilder an der Tafel fixiert werden.

Zum Schluss der Geschichte wird die Raupe zuerst in eine braune Decke, die den Kokon darstellt, eingewickelt und fliegt als Schmetterling mit ausgebreiteten Armen davon.

Prinzipien der Kontextoptimierung

Rezeption: Während des Suchens der Lebensmittel im Einkaufsladen und des Ordnens auf dem Teppich werden dreigliedrige Sätze evoziert, in denen das Verb „haben“ vermehrt vorkommt. Mithilfe der Modellierungstechniken wird den Kindern die 2. Person Einzahl rezeptiv in Kontrastierung zur 1. Person Einzahl angeboten:

> Ich habe einen Apfel. Einen Apfel hast du.

Kontrolle der eigenen Redebeiträge: Die Frage, wer ein bestimmtes Obst zu sich nimmt („Was nimmst du?“), führt zu elliptischen Äußerungen („Den Kuchen.“), die weder die Kongruenz des Verbs zum Subjekt, noch die Verbzweitstellung verdeutlichen. Offenere Fragen oder Impulse sind eher geeignet, um die Kinder zur Formulierung von vollständigen Sätzen zu verleiten:

> Was jetzt? Und nun? Was tust du?

27 Rollenspiel durchführen

Rahmenthema: Die kleine Raupe Nimmersatt
Format: Rollenspiel, **Dauer:** +/-30‘, **Modalität:** Rez. und Pro.
Sprachmaterial: SVX/XVS: Ich verschlinge einen Apfel. Einen Apfel verschlingst du.
S: 1. und 2. Person Einzahl
V: „verschlingen“
X: Akkusativobjekt
Material: Buch, Lebensmittel, Beutel, Augenbinde
Setting: Stuhlkreis um die Lebensmittel

Aufgabe: Wie unten erläutert, kann das Rollenspiel unterschiedlich durchgeführt werden. Die Kinder vergleichen die verschiedenen Szenarien und probieren diese aus.
Handlungsrahmen: Die Durchführung des Rollenspiels kann unterschiedlich sein:

1. Die Raupe (ein Beutel stellt den immer dicker werdenden Bauch der Raupe dar) führt die Handlungen durch, ohne gleichzeitig zu sprechen. Ein Kind übernimmt die Rolle des Erzählers. Dieser hat die Möglichkeit, auf die visualisierten Sätze zurückzugreifen.

Du verschlingst einen Apfel. Eine Wurst verschlingst du.

2. Die Raupe kann ihre Aktionen während der Handlung selbst beschreiben:

Ich verschlinge einen Apfel. Eine Wurst verschlinge ich.

3. Der Raupe können auch die Augen verbunden werden, mit dem Hinweis, dass die entsprechende Raupe schlecht sieht. Ein zweites Kind erläutert, was die Raupe gerade verschlingen soll (durch Fühlen der Lebensmittel durch die Raupe überprüfbar):

Du verschlingst einen Apfel. Eine Wurst verschlingst du.

4. Die Lebensmittel liegen nicht in der korrekten Reihenfolge auf dem Boden. Der Erzähler muss der Raupe in dem Fall zwingend helfen, indem er die nächstfolgenden Lebensmittel nennt.

Du verschlingst einen Apfel. Eine Wurst verschlingst du.

Prinzipien der Kontextoptimierung

Während der Umsetzung eines Rollenspiels kommt es zum kurzrhythmischen Wechsel zwischen den Modalitäten Produktion und Rezeption. Die Kinder übernehmen eine Rolle oder verfolgen das Rollenspiel als Zuschauer. T erreicht zudem über den Einsatz der Modellierungstechniken eine Kontrastierung der Zielstrukturen.
Modellierungstechniken: Durch den flexiblen Einsatz der Modellierungstechniken stehen die Zielstrukturen gehäuft, prägnant und kontrastiv im Fokus der sprachlichen Handlung. T hat die Möglichkeit, auf Modellierungstechniken zurückzugreifen, die den kindlichen Äußerungen vorausgehen (Präsentation, Parallelsprechen, Alternativfragen), als auch auf solche, die den kindlichen Äußerungen folgen (korrektives Feedback, Expansion, Umformung, modellierte Selbstkorrektur, Extension).

Sprechweise des Therapeuten: Die Markierungen in der 1. und 2. Person werden hervorgehoben. Sich wiederholende Satzstrukturen (immer nur SVX, bei gleichbleibendem Subjekt und gleichbleibendem Verb) werden sehr monoton ausgesprochen, so als würde sich T langweilen, sich abwechselnde Satzstrukturen werden durch eine entsprechende Akzentuierung präsentiert.
Gespräche/wahrnehmbare Strukturen: Mithilfe des V2-Modells und des Posters zur Darstellung der SVK wird öfters auf die Stellung und die Markierung des Verbs hingewiesen.
Handlungsmäßige Erfahrungen: Die Zielstrukturen werden gleichzeitig zu den Handlungen formuliert, auf die sie sich beziehen.
Zwingende Kontexte schaffen/Kommentierungen zwingend machen: Zur Auswahl stehen viele Lebensmittel, sodass diese benannt werden müssen, vor allem, wenn das Kind (die Raupe) die Augen verbunden hat.
Macht der Worte: Die Handlung wird immer erst dann fortgesetzt, wenn der folgende Satz formuliert wurde.

28 Zwei kleine Raupen Nimmersatt

Rahmenthema: Die kleine Raupe Nimmersatt
Format: Rollenspiel, **Dauer:** +/-30', **Modalität:** Rez. und Pro.
Sprachmaterial: SVX/XVS: Was nimmst du? Ich nehme einen Apfel. Eine Birne nimmst du?
S: 1. und 2. Person Einzahl
V: „nehmen"
X: Akkusativobjekt oder Fragewort „was"
Material: zwei Beutel, einige Lebensmittel
Setting: Halbkreis um die Lebensmittel

Aufgabe: Die unten beschriebene Variante des Rollenspiels (Einsatz von zwei Raupen) wird von T vorgeschlagen. Weitere Ideen der Kinder werden anschließend ausprobiert.
Handlungsrahmen: Vor der eigentlichen Durchführung des Rollenspiels werden die Lebensmittel in Form einer langen Reihe auf den Boden gelegt (Akt. 26). Die Handlung wird diesmal nicht anhand einer einzigen, sondern von zwei Raupen durchgeführt. Zur Auswahl stehen deswegen jeweils zwei, allerdings unterschiedliche Lebensmittel. Vor jeder neuen „Mahlzeit" müssen sich die beiden Raupen absprechen, wer welches Lebensmittel bekommt:

> Was nimmst du?
> Ich nehme die Erdbeere. Du nimmst die Orange.
> Gut: Ich nehme die Orange.

Die chronologische Reihenfolge, wie sie im Buch dargestellt wird, wird nicht mehr eingehalten, es können auch andere Lebensmittel als die, die im Buch vorkommen, verwendet werden. Das Rollenspiel kann auch so geplant werden, dass eines der beiden Lebensmittel jeweils demjenigen des Buches entspricht, dass also eine Raupe immer das „korrekte" Lebensmittel auswählen muss.

Prinzipien der Kontextoptimierung

Wie in der vorigen Therapieeinheit wird den Prinzipien der Kontextoptimierung strikt Rechnung getragen; zusätzlich wird der Kontext durch den Einsatz von zwei Raupen noch zwingender gestaltet.

29 Planung eines Sprachspiels: Welche Raupe verschlingt am meisten?

Rahmenthema: Die kleine Raupe Nimmersatt
Format: Konstruktion, **Dauer:** +/-40', **Modalität:** Rez.
Sprachmaterial: SVX/XVS: Ich male Nudeln. Was malst du? Pommes male ich.
S: 1. und 2. Person Einzahl
V: „malen"
X: Akkusativobjekt oder Fragewort „was"
Material: Etwa 30 Kärtchen, Papierstreifen, farbiger 3er-Würfel, zwei bis vier Kärtchen, auf denen jeweils ein Baum oder ein Schmetterling gemalt wird (Start und Ziel), zwei Kühe
Setting: Die Kinder sitzen um einen Tisch.

Aufgabe: Die Planung eines eigenen Sprachspiels bietet einen hervorragenden Rahmen, um die Kinder anzuregen, Ideen einzubringen und somit sprachliche Fähigkeiten umzusetzen.
Handlungsrahmen: Zur Geschichte der Raupe Nimmersatt wird ein Spiel angefertigt. Der Spielplan besteht aus Bildern von Lebensmitteln (Abb. 25), die von der Raupe verschlungen werden. In dieser ersten Sequenz malen die Kinder unterschiedliche Lebensmittel auf Kärtchen. Die Lebensmittel können jeweils ein- oder zweimal auf ein Kärtchen gemalt werden:

Ich male einen Apfel. Was malst du?
Ich male zwei Äpfel.

Auf jedes Kärtchen wird (gleichmäßig verteilt) zusätzlich ein farbiger Punkt des Dreierwürfels aufgezeichnet. Jedes Kind bastelt anschließend eine kleine Raupe (mithilfe eines Papierstreifens von etwa 15 cm Länge, Abb. 25: oben links erkennt man eine solche Raupe.).

Prinzipien der Kontextoptimierung

Rezeption: Die Raupe hat sicherlich keine Lust, immer dieselben Lebensmittel zu verschlingen. Die Kinder müssen sich deshalb absprechen, welche Lebensmittel aufgezeichnet werden. Dadurch wird der Rahmen geschaffen, innerhalb dessen gehäuft sprachliche Äußerungen evoziert werden, in denen das Verb „malen" vorkommt:

> Ich male Nudeln. Was malst du? Du malst Käse. Käse malst du?

Präsentation/Parallelsprechen/Umformung: In offenen Situationen präsentiert T die Zielstrukturen nicht nur gehäuft, sondern auch kontrastierend:

> K: Ich male Nudeln.
> T: Nudeln malst du?

Nimmt er selbst an der Handlung teil, malt demnach auch Lebensmittel, so kann er abwechslungsreichere Kontrastierungen anbieten:

> T: Nudeln malst du? Ich male Käse.

Korrektives Feedback/modellierte Selbstkorrektur/Sprechweise des Therapeuten: Die Korrektur der kindlichen Äußerung wird so vorgenommen, dass die Markierung besonders akzentuiert hervorgehoben wird.

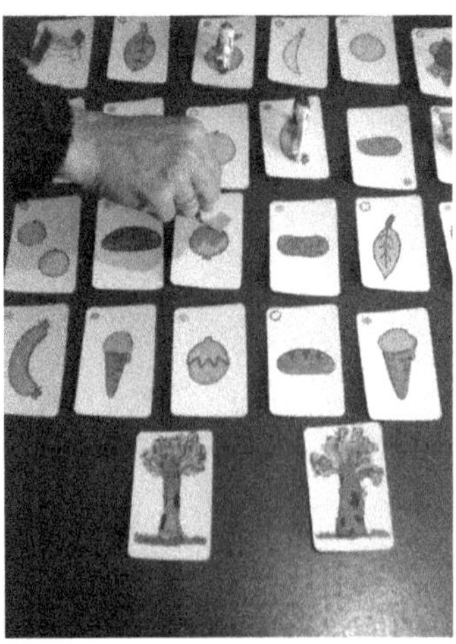

Abb. 25: Von der Raupe bis zum Schmetterling

T kann auch die fehlerhafte Äußerung des Kindes wiederholen, um sie anschließend sofort zu korrigieren: „Nudeln ich male, nein, Nudeln male ich."

30 Durchführung des Sprachspiels: Welche Raupe verschlingt am meisten?

Rahmenthema: Die kleine Raupe Nimmersatt
Format: Sprachspiel, **Dauer:** +/-40', **Modalität:** Pro.
Sprachmaterial: SVX/XVS: Was verschlingst du? Ich verschlinge zwei Nüsse. Zwei Nüsse verschlinge ich.
S: 1. und 2. Person Einzahl
V: „verschlingen"
X: Akkusativobjekt oder Fragewort „was"
Material: Etwa 30 Kärtchen mit Lebensmitteln, Raupen (je eine pro Teilnehmer), farbiger 3er-Würfel, zwei bis vier Kärtchen, auf denen ein Baum oder ein Schmetterling gemalt ist (Start und Ziel), zwei Kühe, Chips (oder sonstige kleine Gegenstände, wie z. B. kleine Steine).
Setting: Die Kinder sitzen um einen Tisch.

Aufgabe: Das im Folgenden beschriebene Sprachspiel kann später durch andere Ideen oder Regeln erweitert werden.
Handlungsrahmen: Die Bilder mit den Lebensmitteln werden beispielsweise in sechs Kolonnen zu je fünf Bildern auf den Tisch gelegt (Abb. 26). Am unteren Ende liegt als Startfeld ein Kärtchen, auf dem ein Baum abgebildet ist (oder zwei Bäume, also zwei Startfelder), am oberen Ende ein Kärtchen (oder auch deren zwei) mit einem Schmetterling (Zielfeld). Nach dem Würfeln bewegt sich die Raupe in beliebiger Richtung um ein Feld weiter, darf allerdings nur auf ein Feld vorrücken, auf dem sich ein Punkt in derselben Farbe wie auf dem Farbwürfel befindet, am besten in Richtung Ziel. Die Raupe darf die Lebensmittel, die auf dem Bild dargestellt sind, verschlingen und entsprechend viele Chips, die in einem Behälter neben dem Spielfeld liegen, zu sich nehmen. Die Raupe beschreibt, was sie tut:

Zwei Bananen verschlinge ich!

Noch spannender wird es, wenn beispielsweise Kühe, die irgendwo auf dem Spielfeld stehen, den Weg versperren. Das Spiel endet, wenn eine

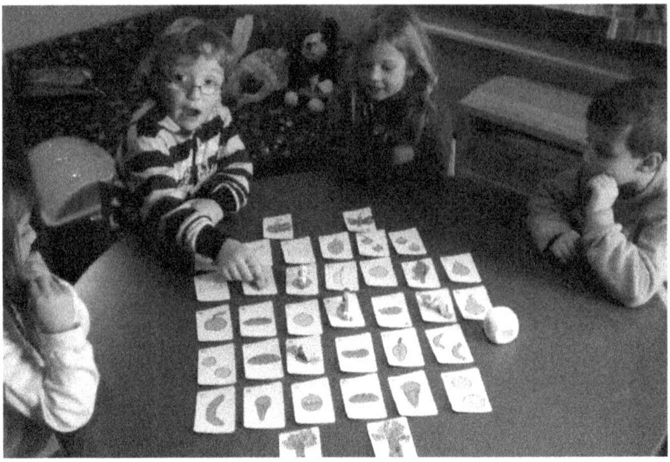

Abb. 26: „Welche Raupe ist am schnellsten?"

Raupe das Ziel erreicht hat. Gewonnen hat die Raupe, die als erste angekommen ist, wie auch jene, die am meisten verschlungen hat (am meisten Chips besitzt).

Prinzipien der Kontextoptimierung

Macht der Worte: Die Raupe muss zuerst beschreiben, was sie verschlingen will, ehe sie vorrücken darf (Ich verschlinge zwei Bananen). Erst dann darf sie auf das entsprechende Feld vorrücken.
Alternativfragen: Hat eine Raupe zwei Möglichkeiten vorzurücken, so kann T durch „Alternativfragen" die Zielstruktur präsentieren:

> Du verschlingst zwei Bananen (er zeigt auf das entsprechende Bild) oder du verschlingst zwei Nüsse!? (zeigt auf das zweite Bild)

Gespräche / wahrnehmbare Strukturen: Jederzeit können sprachliche Äußerungen zum Gegenstand reflexiver Gespräche werden, unter Zuhilfenahme des V2-Modells und des SVK-Posters.

31 Herstellen eines Buches

> **Rahmenthema:** Die kleine Raupe Nimmersatt
> **Format:** Konstruktion, **Dauer:** +/-40', **Modalität:** Rez.
> **Sprachmaterial:** SVX/XVS: Was malst du? Ich male einen Apfel. Einen Apfel malst du.

S: 1. und 2. Person Einzahl
V: „malen“
X: Akkusativobjekt oder Fragewort „was“
Material: Buch: „Die kleine Raupe Nimmersatt“; Pappe, Schere, Farben, Klebstoff
Setting: Die Kinder sitzen um einen Tisch.

Aufgabe: Die Kinder überlegen, welche Szenen aufgezeichnet werden müssen, damit die Geschichte auch zuhause anhand des angefertigten Buches verständlich erzählt werden kann.
Handlungsrahmen: Jedes Kind stellt sein eigenes Buch zusammen, das in großen Zügen der Handlungsfolge des Originalbuches „Die kleine Raupe Nimmersatt“ entsprechen soll. Den Kindern werden aber in vielen Hinsichten Freiräume überlassen: Beispielsweise in der Darstellung der Raupe oder in der Auswahl und Anzahl der Lebensmittel, die die Raupe verschlingt. Die Lebensmittel werden ausgewählt, gemalt, ausgeschnitten und ins Buch geklebt oder aber sofort ins Buch gemalt. Die Raupe wird als Papierstreifen (Abb. 25) mit einer Schnur am Buch befestigt.

Prinzipien der Kontextoptimierung

Rezeption: Das Verb „malen“ steht vermehrt im Fokus der Gespräche. Werden Bilder „ausgeschnitten“ und „aufgeklebt“, so stehen zudem zweigliedrige Verben im Mittelpunkt.
Kürzeste Zielstruktur / Modellierungstechniken: Die dreigliedrigen Phrasen bestehen aus unterschiedlichen Verben (malen, ausschneiden, aufkleben), Akkusativobjekten (Lebensmittel) und den beiden Personalpronomen „ich“ und „du“. Durch den gezielten Einsatz der Modellierungstechniken stehen sie vermehrt und in kontrastiver Form im Mittelpunkt der Handlung.

32 Erzählen und Spielen der Geschichte

Rahmenthema: Die kleine Raupe Nimmersatt
Format: Geschichte erzählen, **Dauer:** +/-30‘, **Modalität:** Pro.
Sprachmaterial: Drei temporale Adverbien „zuerst“, „dann“ und „zum Schluss“.
SVX/XVS: Zuerst verschlingt die Raupe einen Apfel.
Dann nimmt die Raupe einen Keks.
Zum Schluss ist die Raupe ein Schmetterling.
S: 3. Person Einzahl

V: v.a. „verschlingen“ und „nehmen“
X: temporales Adverbial
Material: selbst angefertigte Bücher, drei Kärtchen: „zuerst“, „dann“ und „zum Schluss“ (Abb. 27)
Setting: Stuhlkreis

Aufgabe: Das Erzählen eines Buches stellt für viele Kinder eine schwierige Aufgabe dar, die im Voraus genau überlegt und geübt werden muss. Die Kinder wissen bereits aus vorherigen Einheiten, dass man Sprache sehr bewusst einsetzen kann, auch um für Spannung und Abwechslung zu sorgen: Die Betonung verschiedener Wörter oder der Wechsel verschiedener Satzstrukturen führt dazu, dass die Geschichte spannender wird.
Handlungsrahmen: Die Kinder erzählen die Geschichte mithilfe des Originalbuches oder der selbst angefertigten Bücher:

> Zuerst verschlingt die Raupe einen Apfel. Dann verschlingt die Raupe eine Wurst. Zum Schluss verschlingt die Raupe einen Kuchen.

Während des Erzählens kann das Kind die Handlungen durchführen: Die Lebensmittel werden in den umgehängten Beutel gesteckt, die braune Decke stellt den Kokon dar, die ausgebreiteten Arme den Schmetterling.

Es kann auch eine Sequenz eingeplant werden, in der die Geschichte anderen Kindern, die nicht an der Aktivität teilgenommen haben, oder den Eltern erzählt wird.

Die Kinder versuchen, die drei Kärtchen (temporale Adverbien) in die Geschichte einzubauen.

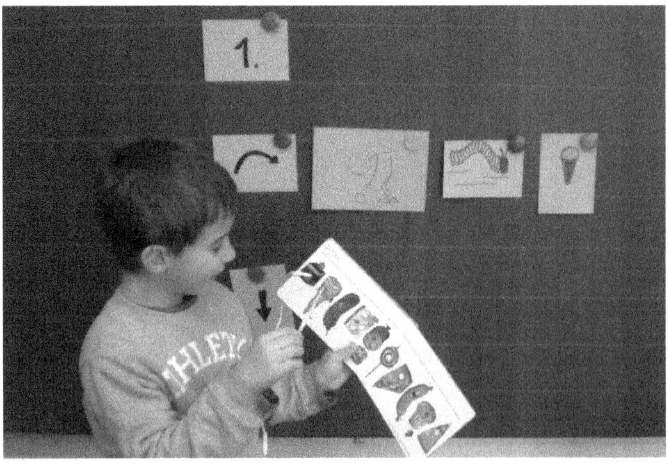

Abb. 27: „Dann nimmt die Raupe ein Eis.“

Prinzipien der Kontextoptimierung

Produktion: Jedes Kind erzählt die Geschichte anhand seines Buches, sodass die Zielstrukturen mit den Verben „verschlingen“ und „nehmen“ im Mittelpunkt stehen. Die symbolischen Darstellungen der drei temporalen Adverbien werden möglichst oft eingebaut, um den Fortgang der Geschichte sprachlich darzustellen (durch das Umblättern verdeutlicht).
Gespräche/wahrnehmbare Strukturen: Die erwähnten Symbole werden systematisch verwendet, in kurzen Gesprächen wird Sinn und Zweck dieser sprachlichen Mittel erläutert. Tauchen syntaktische Schwierigkeiten auf, wird den Kindern anhand des V2-Modells verdeutlicht, dass sich die Symbole „zuerst“, „dann“ und „zum Schluss“ auf der ersten Scheibe befinden.

33 Welche Raupe ist am schnellsten?

Rahmenthema: Die kleine Raupe Nimmersatt
Format: Sprachspiel, **Dauer:** +/- 40‘, **Modalität:** Pro.
Sprachmaterial: SVX/XVS: Zuerst krabbele ich. Dann esse ich. Zum Schluss schlafe ich.
S: 1. und 2. Person Einzahl
V: verschiedene Verben (krabbeln, essen, schlafen)
X: temporales Adverbial
Material: Schnurreste verschiedener Farben, drei große Würfel, Kärtchen, Chips (oder Steine), Papierstreifen
Setting: Die Kinder sitzen um einen Tisch.

Aufgabe: Die Kinder bringen Vorschläge und Ideen ein, die dann im gemeinsamen Spiel umgesetzt werden.
Handlungsrahmen: Auf drei große Würfel werden verschiedene selbst gemalte Kärtchen geklebt: „essen“ (je dreimal), „krabbeln“ (je zweimal), „schlafen“ (je einmal) (Abb. 28). Mit Papierstreifen oder mit Kreide werden dann in Abständen von etwa 15 cm acht bis zehn parallele Linien auf einen Tisch „gezeichnet“. Auf jeder Linie befinden sich Lebensmittel (dargestellt als Spielsteine oder Chips). Die Raupe, die als erste übers ganze Spielfeld „gekrabbelt“ ist, um dann als Schmetterling davonzufliegen, hat gewonnen. Die Raupen können gebastelt werden (Abb. 29), man kann aber auch kleine Schnüre verschiedener Farben (mit einem Knoten als Kopf) verwenden.

Gewürfelt wird gleichzeitig mit den drei Würfeln. Das Kind muss die drei Handlungen, die der Würfel vorgibt, durchführen, die Reihenfolge ist ihm überlassen:

Zuerst krabbele ich. Dann esse ich. Zum Schluss schlafe ich.

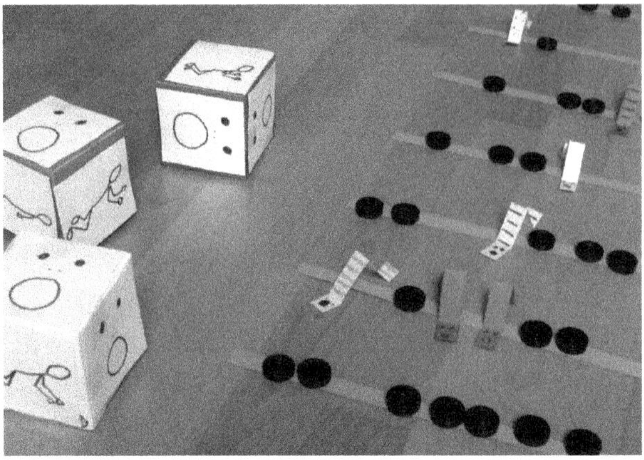

Abb. 28: Raupenspiel

„Krabbeln“ bedeutet, dass sich die Raupe von einem Strich zum nächsten weiterbewegt, „essen“ bedeutet, einen Spielstein zu sich nehmen, „schlafen“ bedeutet, dass man nichts tun darf. Die Spielregeln können beliebig geändert oder ergänzt werden, es muss allerdings eine Handlungsfolge bestehen bleiben.

Nach einer Weile kann in einem Gespräch und mithilfe des V2-Modells darauf hingewiesen werden, dass die Sätze auch anders gebildet werden können (XVS- oder SVX-Strukturen). Den Kindern bleibt es in der Folge überlassen, welche Struktur sie für jeden einzelnen Satz auswählen („Zuerst krabbele ich.“ oder: „Ich krabbele zuerst.“).

Prinzipien der Kontextoptimierung

Produktion: Jedes Kind muss jeweils drei verschiedene Sätze bilden, die eine chronologische Abfolge darstellen und demzufolge auch temporale Adverbien beinhalten. Dieses führt zur vermehrten Produktion von XVS-Strukturen (und später auch SVX-Strukturen), wobei X durch eines der Adverbiale „zuerst“, „dann“ oder „zum Schluss“ dargestellt wird.

Die Verbmarkierungen werden kontrastiv angeboten, indem T die Aussagen der Kinder aufgreift und sie in der 2. Person Einzahl wiederholt: „Zuerst krabbelst du.“

Kürzeste Zielstruktur: Die Zielstrukturen bestehen aus dreigliedrigen Phrasen, wobei das Subjekt dasselbe bleibt (1. Person Einzahl) und das Verb unter drei möglichen ausgewählt wird. Die Kinder bilden ihre Sätze nach eigener Auswahl (SVX oder XVS Strukturen), sodass die Kontrastierung gewährleistet ist.

Ausschalten von Verwirrern: Die drei Verben (krabbeln, essen, schlafen) wurden so ausgewählt, dass dreigliedrige Strukturen ohne Objekt gebildet werden können: Zuerst krabbele ich.

Zwingende Kontexte schaffen/Kommentierungen zwingend machen: Die Regeln des Spiels beinhalten, dass der Spieler die Zielstrukturen anwenden muss, ansonsten seine Raupe nicht über das Spiel krabbeln darf. Erst die Produktion der einzelnen Sätze erlaubt ihm zu handeln (*Macht der Worte*).

34 Die gefräßige Raupe: Sprachspiel herstellen

Rahmenthema: Die kleine Raupe Nimmersatt
Format: Konstruktion, **Dauer:** +/-30', **Modalität:** Rez.
Sprachmaterial: SVX/XVS: Was malst du? Ich male ein Blatt. Ein Blatt malst du.
S: 1. und 2. Person Einzahl
V: „malen“
X: Akkusativobjekt oder Fragewort „was“
Material: sechs verschiedene Naturmaterialien: z.B. ein großes Blatt, ein dicker Stein, eine Blume, ein kleiner Ast, eine Baumschale und ein Bündel Gras; etwa 24 Kärtchen, etwa 36 bis 72 Spielsteine oder Chips, eine „Raupe“ pro Team
Setting: Die Kinder sitzen um einen Tisch.

Aufgabe: Während der Planungsphase eines neuen Spiels werden die Kinder durch den Kontext „gezwungen“, erwünschte sprachliche Strukturen zu produzieren.
Handlungsrahmen: Sechs verschiedene Naturmaterialien werden ausgewählt und, wenn möglich, draußen in der Natur gesammelt; z.B. ein großes Blatt, ein dicker Stein, eine Blume, ein kleiner Ast, die Schale eines Baumes und ein Bündel Gras. Die sechs Naturmaterialien werden dann von den Kindern auf Kärtchen gemalt, jedes Naturmaterial etwa viermal (zusammen etwa 24 Kärtchen).

T: Was malst du?
K: Ich male ein Blatt.
T: Ein Blatt malst du. Ich male Gras.

Jedes Team, welches sich aus zwei Partnern zusammensetzt, bastelt eine Raupe, wobei alle Raupen, die am Spiel teilnehmen, unterschiedliche Farben haben müssen. Jedes Team wird durch einen Punkt gekennzeichnet, der vor dem jeweiligen Team auf dem Tisch liegt und dieselbe Farbe hat als deren Raupe.

Abschließend werden auf die sechs Naturmaterialien jeweils etwa 6 bis 12 Spielsteine oder Chips gelegt, welche die Nahrung der Raupe darstellen.

Prinzipien der Kontextoptimierung

Rezeption: T stellt die Zielstrukturen durch den systematischen und abwechslungsreichen Gebrauch der Modellierungstechniken vermehrt in den Mittelpunkt des Gesprächs. Im Laufe der Planung und der Anfertigung des „Raupenspiels" stehen dadurch dreigliedrige Phrasen mit dem Verb „malen" im Mittelpunkt.
Kontrolle der eigenen Redebeiträge: T versucht sowohl auf syntaktischer, als auch auf morphologischer Ebene die Zielstrukturen kontrastiv zu den Äußerungen der Kinder anzubieten. Kurze Impulse führen am ehesten zur Formulation von vollständigen Sätzen: „Und du?" „Was machst du?" „Hast du eine Idee?"
Zwingende Kontexte schaffen/Kommentierungen zwingend machen/Macht der Worte: Die Kinder müssen sich einigen, wer welches Naturmaterial auf die Kärtchen malt. Ein solcher Handlungsrahmen führt zum zwingenden Gebrauch der Zielstrukturen. Äußert ein Kind seinen Wunsch, so führt das in der Regel dazu, dass es seinen „Wunschgegenstand" auch tatsächlich malen darf.

35 Die gefräßige Raupe: Sprachspiel durchführen

Rahmenthema: Die kleine Raupe Nimmersatt
Format: Sprachspiel, **Dauer:** +/-30', **Modalität:** Pro.
Sprachmaterial: SVX/XVS: Du krabbelst zuerst auf die Blume.
Zuerst krabbelst du auf die Blume.
S: 1. und 2. Person Einzahl
V: „krabbeln"
X: temporales Adverb
Material: Raupenspiel
Setting: Die Kinder sitzen um einen Tisch.

Handlungsrahmen: Das erste Kind eines Teams nimmt drei Kärtchen vom Stapel. Es muss seinem Spielpartner, der ihm gegenüber am Tisch sitzt und die Karten nicht sieht, erklären, was er der Reihe nach tun muss (Abb. 29):

> Zuerst krabbelst du auf die Blume. Danach krabbelst du auf den Ast. Zum Schluss krabbelst du auf das Blatt.

Erst dann darf sich die Raupe bewegen und Lebensmittel verschlingen: Auf jedem Naturmaterial darf die Raupe einen Spielstein zu sich nehmen und somit für sein Team sammeln. Gespielt wird, bis der letzte Spielstein genommen wurde.

Einige zusätzliche Regeln können das Spiel variationsreicher gestalten: Jede Mannschaft spielt mit zwei Raupen, welche unterschiedliche Namen und Farben haben, sodass in Bezug zum Subjekt ein zwingender Kontext geschaffen wird (das Subjekt muss genannt werden); die temporalen Adverbien werden unterschiedlich eingesetzt, als Topikalisierung oder erst hinter dem Verb.

In der Einzeltherapie erklärt ein Spielpartner dem zweiten, was er tun muss.

Prinzipien der Kontextoptimierung

Produktion: Durch die strukturierte Gestaltung des Spiels werden die Zielstrukturen bei jedem Zug evoziert. Die Anweisungen des ersten Kindes an seinen Spielpartner müssen präzise sein, sonst weiß die Raupe nicht, wohin sie krabbeln soll. Dadurch, dass eine Mannschaft aus zwei Spielern besteht, wird die 2. Person Einzahl evoziert. Je nach sprachlichem Entwicklungsstand der Kinder kann zusätzlich als Regel eingeführt werden, dass der Spielpartner die Rolle einer „sprechenden Raupe“ übernimmt, also die Aussagen in der 1. Person Einzahl während der Durchführung der Handlung wiederholt, und dadurch kontrastiv zur 2. Person Einzahl formuliert: Zuerst krabbele ich auf die Blume.

Gespräche / wahrnehmbare Strukturen: Mithilfe des V2-Modells kann im Laufe des Spiels als zusätzliche Regel gelten, dass, wie in früheren Therapiesequenzen geübt, die Strukturen variabel formuliert werden müssen. Das Poster zur Visualisierung der SVK-Regel kann jederzeit unterstützend verwendet werden.

Zwingende Kontexte schaffen / Kommentierungen zwingend machen / Macht der Worte: Die Formulierung der Zielstrukturen führt zur Durchführung

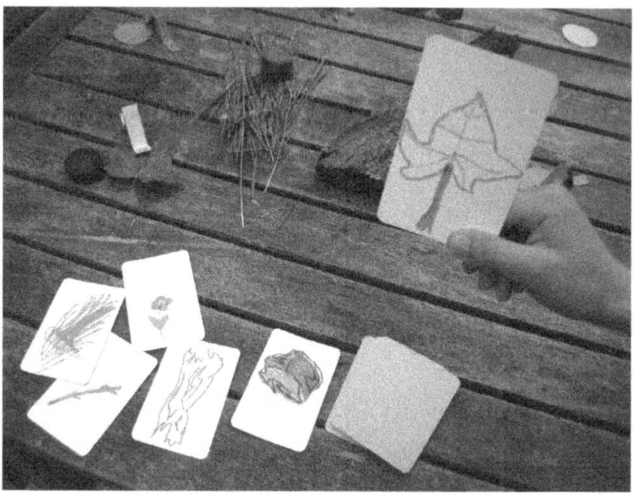

Abb. 29: „Zum Schluss krabbelst du auf das Blatt.“

der beschriebenen Handlung, wodurch die Raupe immer dicker wird, und vielleicht als gefräßigste unter allen Raupen das Spiel gewinnen kann.

Kasimir und Frippe backen einen Kuchen (Einheiten 36–41)

36 Buch: Kasimir und Frippe backen einen Kuchen

Rahmenthema: Kasimir und Frippe backen einen Kuchen
Format: Geschichte, **Dauer:** +/- 30', **Modalität:** Rez. und Pro.
Sprachmaterial: SVX/XVS: Was nimmst du? Ich nehme den Zucker. Die Eier nimmst du.
S: 1. und 2. Person Einzahl
V: „nehmen"
X: Akkusativobjekt oder Fragewort „was"
Material: Buch: „Kasimir backt" (Klinting 1997), zwei Plüschtiere
Setting: Stuhlkreis

Handlungsrahmen: Kasimir und sein bester Freund Frippe wollen einen Kuchen backen. Dazu brauchen sie eine Menge an Utensilien: eine Ku-

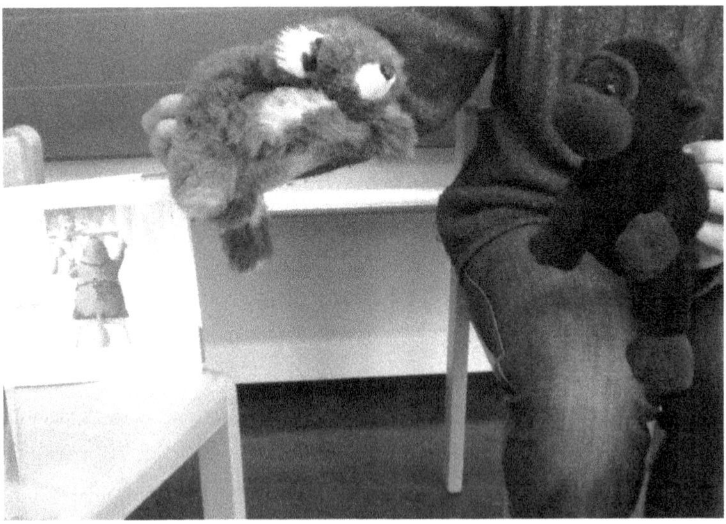

Abb. 30: Erzählen des Buches mit Kasimir und Frippe

chenform, einen Pinsel, eine Schüssel und viele Zutaten, die sie nach und nach aus den Schränken und aus dem Kühlschrank nehmen und die einzeln im Buch gezeichnet sind:

> Ich nehme den Zucker. Was nimmst du? (schaut im Buch nach) Du nimmst die Eier. Die Milch nehme ich.

Die Geschichte wird den Kindern in dieser ersten Einheit in Form eines Dialogs zwischen den beiden Freunden vorgetragen.

Prinzipien der Kontextoptimierung

Die Zielstrukturen werden v. a. in der Szene prägnant und kontrastiv präsentiert, in der die beiden Freunde Kasimir und Frippe die verschiedenen Utensilien und Lebensmittel aus den Schränken und aus dem Kühlschrank nehmen. Die präzise Abbildung der Gegenstände verleitet die Kinder ab einem bestimmten Moment dazu, verschiedene Aussagen der beiden Freunde zu antizipieren. Hierdurch wird bereits in dieser Einheit dem kurzrhythmischen Wechsel zwischen den Modalitäten Rezeption und Produktion Rechnung getragen.
Kürzeste Zielstruktur/Ausschalten von Verwirrern: Die Dialoge werden so vorgetragen, dass dreigliedrige Phrasen mit dem Verb „nehmen" in finiter Position im Mittelpunkt stehen: „Ich nehme die Butter." „Was nimmst du?" „Die Milch nimmst du."

37 Aufrichten der Szene

Rahmenthema: Kasimir und Frippe backen einen Kuchen
Format: Konstruktion, **Dauer:** +/-30', **Modalität:** Rez.
Sprachmaterial: SVX/XVS: Kasimir nimmt den Mixer. Den Mixer nehme ich.
S: 1. und 3. Person Einzahl
V: „nehmen"
X: Akkusativobjekt
Material: Kiste mit Utensilien und Lebensmitteln des Buches, zwei Schuhkartons, zwei Plüschtiere
Setting: Halbkreis um die Kiste

Aufgabe: Die Kinder müssen sich absprechen, wie die „Bühne" aussehen soll, auf der anschließend die Szene nachgespielt wird, müssen die vielen Ideen und Anregungen auf einen gemeinsamen Nenner bringen.

Handlungsrahmen: Zum Backen des Kuchens brauchen Kasimir und Frippe eine Menge Gegenstände. Mithilfe des Buches werden die Gegenstände in chronologischer Reihenfolge aus einer Kiste genommen. Anschließend werden sie auf die zwei Schuhkartons verteilt: ein Schuhkarton stellt den Kühlschrank, der andere den Schrank dar.

Prinzipien der Kontextoptimierung

Rezeption: Die Planung dieser Sequenz in Form von zwei getrennten und klar strukturierten Handlungsfolgen, dem Hervornehmen der Gegenstände aus der Kiste und dem Einräumen in den Schrank bzw. Kühlschrank, führt dazu, dass die Kinder die Zielstrukturen vermehrt gebrauchen bzw. dass dieselben gehäuft und prägnant angeboten werden.
Kürzeste Zielstruktur/Ausschalten von Verwirrern: Die SVX- und XVS-Strukturen mit dem Verb „nehmen“ in finiter Position weisen eindeutige Markierungen auf.

38 Wo befinden sich die Gegenstände?

Rahmenthema: Kasimir und Frippe backen einen Kuchen
Format: Ratespiel, **Dauer:** +/-20', **Modalität:** Pro.
Sprachmaterial: SVX/XVS: Was steht im Schrank? Im Schrank steht eine Schüssel. Das Mehl liegt im Schrank.
S: 3. Person Einzahl
V: „stehen“ und „liegen“
X: Präpositionalergänzung oder Fragewort „was“
Material: Etwa acht V2-Modelle, acht symbolische Darstellungen des Verbs „stehen“ und des Verbs „liegen“ und acht Bilder eines Schrankes und eines Kühlschrankes
Setting: Die Kinder sitzen im Stuhlkreis um die „Bühne“.

Aufgabe: Die vielen Kärtchen, die zur Visualisierung der Zielstrukturen gebraucht werden, werden von den Kindern selbst gemalt oder aus Zeitschriften ausgeschnitten. Diese Eingangssequenz bietet erneut einen ausgezeichneten therapeutischen Rahmen.
Handlungsrahmen: Die Gegenstände wurden auf den Kühlschrank und den Schrank verteilt. Ein Kind schließt die Augen und versucht, sich an möglichst viele Gegenstände zu erinnern. Es muss sowohl den Gegenstand nennen als auch den Ort, an dem er sich befindet: Das Mehl liegt im Schrank. Die Gegenstände bzw. entsprechende Bilder werden parallel von einem zweiten Kind auf die V2-Modelle gelegt, welche eins neben dem anderen in

einer langen Reihe auf dem Teppich stehen: Verb = symbolische Darstellung von „stehen“ oder „liegen“. Wer schafft es, auf alle V2-Modelle einen Gegenstand zu legen, also möglichst viele Gegenstände zu erraten?

Anschließend werden die Sätze „gelesen“, und zwar in beliebiger Form: SVX-Sätze, XVS-Sätze oder abwechselnder Gebrauch beider Strukturen.

Prinzipien der Kontextoptimierung

Produktion: Diese sehr strukturierte Situation führt den Kindern die Möglichkeit der abwechselnden Formulierung ähnlicher Satzstrukturen noch einmal vor Augen. Durch das Aufstellen der Modelle in eine Reihe werden die Kinder motiviert, möglichst viele Gegenstände zu nennen, und dadurch auch viele Sätze zu produzieren.

Zwingende Kontexte schaffen / Kommentierungen zwingend machen / Macht der Worte: Da die Gegenstände von einem zweiten Kind auf die Modelle gestellt werden (Macht der Worte) und sowohl für das Verb als auch für die Präpositionalergänzung die Auswahl von zwei Elementen besteht, ist das erste Kind, welches die Augen verbunden hat, gezwungen, komplette Sätze zu formulieren, elliptische Äußerungen reichen nicht aus.

39 Was müssen Kasimir und Frippe tun?

Rahmenthema: Kasimir und Frippe backen einen Kuchen
Format: Rollenspiel, **Dauer:** +/-20‘, **Modalität:** Rez. & Pro.
Sprachmaterial: SVX/XVS: Was nehme ich? Du nimmst den Mixer. Den Mixer nehme ich.
S: 1. und 3. Person Einzahl
V: „nehmen“
X: Akkusativobjekt oder Fragewort „was“
Material: Buch und konkrete Gegenstände, 2 Plüschtiere
Setting: Die Kinder sitzen im Stuhlkreis um die „Bühne“.

Handlungsrahmen: Die Backszene wird von T mithilfe der beiden Plüschtiere und der konkreten Gegenstände gespielt. Die Kinder betrachten das Buch und erklären Kasimir und Frippe, was jeweils zu tun ist:

Frippe, du nimmst die Schüssel.
Kasimir, du nimmst den Mixer.

In einer 2. Phase versuchen die Kinder Kasimir und Frippe die korrekten Anweisungen zu geben, ohne im Buch nachzuschauen.

Prinzipien der Kontextoptimierung

Die verschiedenen Gegenstände werden aus den Regalen und aus dem Schrank genommen. Dadurch steht das Verb „nehmen“ gehäuft im Mittelpunkt, vor allem in der 2. Person Einzahl. Die beiden Plüschtiere bieten die Zielstrukturen in Kontrastierung zu den Äußerungen der Kinder an, dies in Bezug zur Syntax und zur Verbmarkierung:

Die Schüssel nehme ich. Den Mixer nehme ich. Was nehme ich noch?

40 Die Kinder übernehmen die Rolle der Plüschtiere

Rahmenthema: Kasimir und Frippe backen einen Kuchen
Format: Rollenspiel, **Dauer:** +/-30‘, **Modalität:** Pro.
Sprachmaterial: SVX/XVS: Ich nehme die Schüssel. Was nehme ich? Du nimmst die Butter.
S: 1. und 2. Person Einzahl
V: „nehmen“
X: Akkusativobjekt oder Fragewort „was“
Material: Buch und konkrete Gegenstände, 2 Plüschtiere
Setting: Die Kinder sitzen im Halbkreis um die „Bühne“.

Aufgabe: Die Aufgabe der Kinder besteht darin, ein „tolles“ Rollenspiel vorzuführen. Ihre Aussagen müssen deshalb verständlich formuliert werden.
Handlungsrahmen: Die Backszene wird von jeweils zwei Kindern gespielt. In der Rolle der Plüschtiere überlegen diese immer zuerst selbst, wer welchen Gegenstand hervornimmt, und dies in der Reihenfolge, die der Handlungsabfolge im Buch entspricht:

Ich nehme die Schüssel. Du nimmst die Butter.

Zu jeder Zeit können sie auch die Zuschauer um Hilfe fragen:

Was nehme ich jetzt?

Zuschauer:

Du nimmst den Mixer. Frippe, du nimmst den Zucker.

Anschließend wird die Handlung durchgeführt.

Die Kinder berichten abschließend über ihre Erfahrungen in Zusammenhang mit dem Backen oder Kochen. Sie erinnern sich bestimmt noch an verschiedene Zutaten, die sie aus den Schränken oder aus dem Kühlschrank genommen haben. Auch die Back- oder Kochutensilien sollen Gegenstand des Gespräches sein:

> Ich habe … genommen.
> Danach habe ich … genommen.

Prinzipien der Kontextoptimierung

Produktion: In der Rolle der beiden Plüschtiere Kasimir und Frippe wird die Backszene von den Kindern gespielt. Die beiden Plüschtiere müssen sich jeweils einigen, wer welche Utensilien holt.
Handlungsmäßige Erfahrungen: Die Formulierung einer Zielstruktur führt sofort zur handlungsmäßigen Umsetzung, sodass den Kindern der Form-Funktionszusammenhang sehr anschaulich dargestellt wird.
Gespräche / wahrnehmbare Strukturen: Am Ende einer Aufführung kann T formale Elemente ansprechen, sei es im Zusammenhang mit der SVK oder mit der V2.

41 Kim bereitet einen Salat zu

Rahmenthema: Kasimir und Frippe backen einen Kuchen
Format: Bildergeschichte, **Dauer:** +/-30', **Modalität:** Pro.
Sprachmaterial: SVX/XVS: Danach wäschst du den Salat. Kim wäscht den Salat.
S: 2. und 3. Person Einzahl
V: verschiedene Verben
X: Akkusativobjekt
Material: Bildergeschichte: „Kim bereitet mit seiner Mutter einen Salat zu" („Danke, Kim" – Bilderbox, Schubi 2004)
Setting: Die Kinder sitzen im Halbkreis vor der Tafel.

Aufgabe: Die Kinder bereiten einen Salat zu und essen diesen dann in der Schule. Anhand der Bildergeschichte sollen sie die Zubereitungsschritte kennenlernen.
Handlungsrahmen: Die sieben Bilder der Bildergeschichte werden in beliebiger Reihenfolge an die Tafel gehängt. Jedes einzelne Bild wird beschrieben. Den Kindern wird nach und nach bewusst, dass die Reihenfolge nicht stimmen kann, ordnen die Bilder in die richtige Reihenfolge:

> Zuerst kauft Kim einen Salat. (...)
> Dann wäscht Kim den Salat. (...)
> Zum Schluss isst Kim den Salat.

Die Kinder schließen mehrmals die Augen. Jedes Mal hängen die Bilder erneut durcheinander an der Tafel. Dies liegt einfach daran, dass Kim nicht weiß, wie man einen Salat zubereitet. Ein Glück, dass ihm seine Mutter behilflich ist (die Kinder übernehmen die Rolle der Mutter):

> Zuerst kaufst du einen Salat. (...)
> Danach wäschst du den Salat. (...)
> Zum Schluss isst du den Salat.

In einer zweiten Sequenz liegen die Bilder verdeckt als Stapel in der richtigen Reihenfolge eins auf dem anderen, sodass nach jeder Aussage der Mutter überprüft werden kann, ob Kim das Richtige tut:

> Kim kauft einen Salat. Kim ... .

Als weitere Ansschlussübung verschwindet jeweils ein Bild unter dem Pullover eines Kindes. Um welches Bild handelt es sich?

Prinzipien der Kontextoptimierung

Produktion: Aufgrund des vorstrukturierten Rahmens werden die Verben in der 2. und 3. Person Einzahl konjugiert.
Ausschalten von Verwirrern: Die unterschiedlichen Verben haben eindeutige Markierungen.

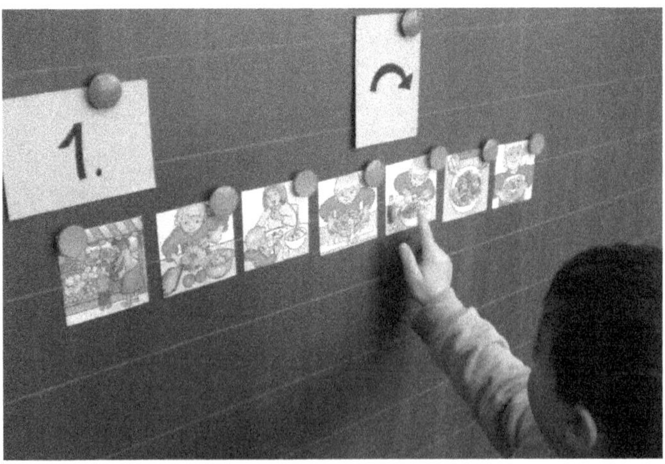

Abb. 31: „Dann wäscht Kim den Salat."

Kommentierungen zwingend machen/Macht der Worte: Die Bilder werden verdeckt auf einen Stapel gelegt, wodurch die Vermutungen sprachlich formuliert werden müssen, ehe das Bild an die Tafel gehängt wird. Korrekte Vermutungen tragen zum Fortgang der Geschichte bei.

Schwerpunkt 2: Erwerb der Verbendstellungsregel in subordinierten Nebensätzen

Ritter und Burgen (Einheiten 42–52)

42 Das Geheimnis des Drachenwortes

Rahmenthema: Ritter und Burgen
Format: Würfelspiel, **Dauer:** +/-40', **Modalität:** Rez. und Pro.
Zielsetzung: Verbendstellung in subordinierten Nebensätzen
Sprachmaterial: Konjunktion „weil"
Material: roter Drache, Kärtchen
Setting: Stuhlkreis vor der Tafel

Geheimnis: Tweetys Geheimnis dreht sich dieses Mal um „Drachenwörter". Sobald ein Drachenwort auftaucht, flüchtet das Verb bis ans Ende des Nebensatzes. Drachenwörter stellen Konjunktionen dar, z. B. „weil", „wenn" und „damit", und leiten einen subordinierten Nebensatz ein:

Ich esse, weil ich hungrig bin.
Ich esse erst, wenn ich hungrig bin.
Ich laufe, damit ich schneller in der Schule bin.

Handlungsrahmen: In der Klasse erscheint ein böser, roter Drache (in Form einer Spielfigur oder eines Plüschtieres). Die Kinder sollen erklären, warum der Drache Angst verbreitet. Die Ursachen werden an der Tafel fixiert. Die Sätze werden immer mit demselben Verb „haben" gebildet (wie in Abb. 32; allerdings ohne Drachenwort und mit dem Verb an Zweitstellung):

Der Drache hat eine Zunge.
Der Drache hat Krallen.
Der Drache hat eine Kette.

Tweety erscheint:
„Dieses Geheimnis kennt ihr noch nicht, das Geheimnis vom Drachenwort!"

Er zeigt das Drachenwort (Abb. 32), ohne es zu benennen: Das Wort steht auf einem roten Kärtchen geschrieben, genau wie die Verben. Im Gegensatz zu den Verben besitzt das Drachenwort allerdings einen Drachenrahmen (Form eines Drachenkopfes).

Tweety fährt fort: „Ihr fürchtet euch vor dem Drachen, weil…" (Tweetys Stimme wird bedrohlich verstellt, gleichzeitig wird das Drachenwort gezeigt und die Reaktionen der Kinder werden abgewartet)…

„weil er eine Zunge / hat." (mit Geste Verb hervorheben)

„weil er Krallen / hat."

„weil er eine Kette / hat."

„Habt ihr mein Geheimnis entdeckt?" (Reaktionen der Kinder abwarten.) „Sobald das rote Drachenwort auftaucht, fürchtet sich das rote Wort, das Verb!"

Tweety hängt das Drachenwort an die Tafel, mit dem neuen Nebensatz: weil / der Drache eine Zunge / hat.

„Das Wort ‚hat' fürchtet sich vor dem Drachenwort, rennt davon und versteckt sich möglichst weit weg, hinter dem letzten Wort."

An mehreren Beispielen wird den Kindern dies visuell an der Tafel verdeutlicht (Abb. 32).

Dann übernehmen die Kinder und T die Rolle der verschiedenen Wörter: T übernimmt zuerst die Rolle des Drachenwortes „weil", ein Kind die Rolle des ängstlichen Wortes „hat". Zwei weitere Kinder übernehmen die

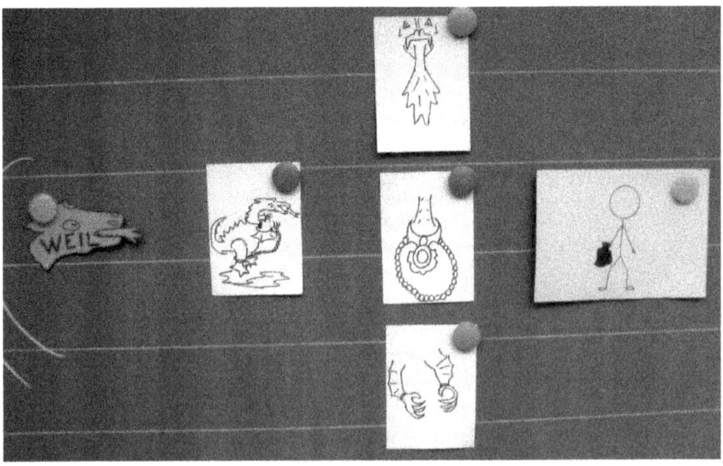

Abb. 32: „… weil der Drache eine Zunge / eine Kette / Krallen hat."

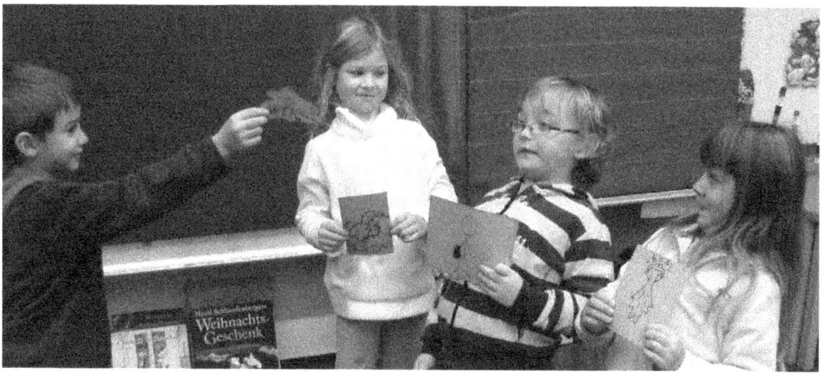

Abb. 33: „... weil / der Drache hat eine Zunge."

Rolle des Subjektes (der Drache) und des Objektes (Zunge). Zu Beginn stehen sie in der wohlbekannten Reihenfolge vor dem Stuhlkreis: Subjekt-Verb-Ergänzung (Der Drache hat eine Zunge.).

Plötzlich erscheint das Drachenwort (T versteckt sich hinter dem Kärtchen und nähert sich bedrohlich und furchteinflößend): Die Kinder haben Angst, / weil (das Kind mit dem Verb „hat" flüchtet und versteckt sich hinter das letzte Wort im Satz, Abb. 34):

> weil / der Drache eine Zunge / hat.

Die Rollen werden mehrmals getauscht. Die Kinder sollen die Verbendstellungsregel in subordinierten Nebensätzen handelnd erleben.

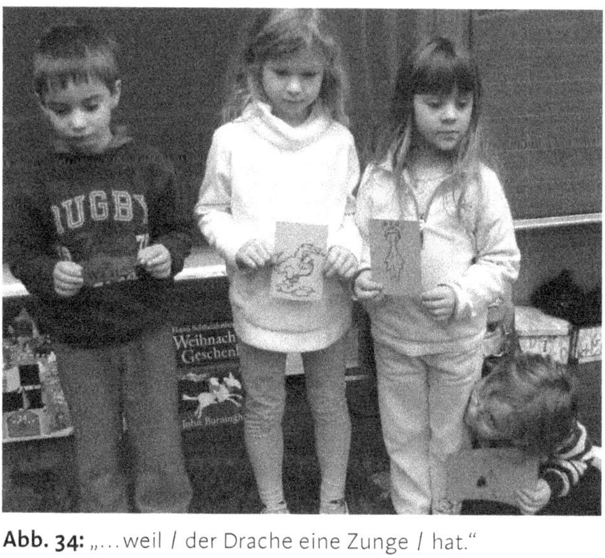

Abb. 34: „...weil / der Drache eine Zunge / hat."

43 Generalisierung des Drachenwortes

Rahmenthema: Ritter und Burgen
Format: Gespräch, **Dauer:** +/-30', **Modalität:** Rez. und Pro.
Zielsetzung: Verbendstellung in subordinierten Nebensätzen
Sprachmaterial: Konjunktionen „weil", „wenn" und „damit"
Material: Bilder unterschiedlicher Situationen, in denen Personen oder Tiere Gefühle zeigen, Kärtchen
Setting: Stuhlkreis vor der Tafel

Aufgabe: Im Laufe der Einheit sollen die Kinder neue Drachenwörter entdecken. Das Nebensatzplakat wird entsprechend ergänzt bzw. modifiziert: Stellvertretend für alle erwähnten Konjunktionen wird der Drachenkopf durch einen dicken roten Punkt ersetzt.
Handlungsrahmen: Anhand von Bildern, wie z.B. einem traurigen Mädchen, einem lachenden Jungen oder einer fröhlichen Mutter, werden die Kinder angeregt, über persönliche Erfahrungen zu sprechen. Im Laufe der Erläuterungen soll dadurch klar werden, dass nicht nur Angstgefühle zur Flucht des roten Wortes, des Verbs, führen. Die Flucht des Verbs hängt mit dem Drachenwort selbst zusammen, unabhängig davon, ob man positive oder negative Gefühle beschreibt:

> Ich bin froh, weil ich Geburtstag habe.
> Ich bin traurig, weil ich das Spiel verliere.

Aus diesem Grund wird der Drachenkopf, wie oben erwähnt, durch einen roten Punkt ersetzt. Zudem werden sicherlich andere Drachenwörter von den Kindern gefunden werden, die denselben Effekt beim roten Wort, dem Verb, auslösen:

> Ich bin stolz, wenn ich das Spiel gewinne.
> Ich verstecke mich, damit mein Vater mich nicht sieht.

44 Rittergeschichten

Rahmenthema: Ritter und Burgen
Format: Geschichten, **Dauer:** +/-30', **Modalität:** Rez. und Pro.
Zielsetzung: Verbendstellung in subordinierten Nebensätzen
Sprachmaterial: Konjunktionen „weil", „wenn", „damit"
Material: Bücher über Ritter
Setting: Stuhlkreis

Aufgabe: Die Kinder bringen Ritterbücher mit zur Schule.
Handlungsrahmen: Zu Beginn erzählt T selbst eine beliebige Ritterburggeschichte, indem er möglichst viele subordinierte Nebensätze gebraucht:

> Der Ritter schließt das Burgtor. Der Drache kommt zur Burg.
> Der Ritter schließt das Burgtor, weil / der Drache zur Burg / kommt.
> Der Ritter klettert auf den Turm. Der Drache kommt zur Burg.
> Der Ritter klettert auf den Turm, weil / der Drache zur Burg / kommt.
> Der Ritter versteckt sich im Keller. Der Drache kommt zur Burg.
> Der Ritter versteckt sich im Keller, weil / der Drache zur Burg / kommt.

Oder Sätze nach folgenden Schemata:

> Die Burg hat ein Burgtor. Die Ritter haben Angst vor dem Drachen.
> Die Burg hat ein Burgtor, weil / die Ritter Angst vor dem Drachen / haben.
> Der Ritter klettert auf den Turm. Er sieht jetzt sehr weit.
> Der Ritter klettert auf den Turm, damit / er weit / sieht.
> Der Ritter übt mit Pfeil und Bogen. Er schießt jetzt viel besser.
> Der Ritter übt mit Pfeil und Bogen, damit / er besser / schießt.

Anschließend erzählen die Kinder ihre Geschichten. Sie versuchen möglichst viele Drachenwörter einzubauen. T kann selbstverständlich an geeigneten Stellen die nötigen Impulse geben:

> Du sagst: Der Ritter fällt vom Pferd. Warum?
> Du hast eben gesagt: Der Ritter hat einen Schild. Wozu?

Professionelle Sprechweise/wahrnehmbare Strukturen: Das Drachenwort wird besonders betont (höhere Stimmlage, etwas lauter, kurze Pause nach dem Drachenwort), das flüchtende Verb am Ende des Satzes mit einer Geste hervorgehoben (Tippbewegung mit dem Zeigefinger von oben nach unten):

> damit / er besser / schießt (Tippbewegung mit dem Finger).

45 Ritterburg planen und bauen

> **Rahmenthema:** Ritter und Burgen
> **Format:** Konstruktion, **Dauer:** +/-45', **Modalität:** Rez.
> **Zielsetzung:** Verbendstellung in subordinierten Nebensätzen

Sprachmaterial: Konjunktionen „weil", „wenn", „damit"
Material: Bücher von Ritterburgen, Baukasten oder sonstiges Konstruktionsmaterial, Ritter als Spielfiguren
Setting: Die Kinder sitzen um einen Tisch.

Aufgabe: Bücher, Bilder, Spielsachen oder Fotos von Burgen dienen als Ausgangslage zum Errichten einer Ritterburg. Planung und Realisation werden gemeinsam mit den Kindern vorgenommen.
Handlungsrahmen: In der Planungsphase werden bereits subordinierte Nebensätze evoziert, v. a. weil in der vorherigen Aktivität auch über den Zweck der verschiedenen Burgelemente gesprochen wurde:

Wir müssen eine Mauer bauen, weil …
Wir bauen ein Burgtor, damit …
Wir bauen den Turm, wenn …

Nach der Planungsphase werden die Aufträge vergeben und die Konstruktion der einzelnen Elemente kann beginnen.
Schlussendlich werden die Burgelemente zusammengefügt:

Der hohe Turm steht in der Mitte, weil …
Die Mauer ist rundherum, damit …
Wir nehmen erst den Schießstand, wenn …

Modellierungstechniken: Nimmt T aktiv an der Planung und Konstruktion der Burgelemente teil, so kann er die Zielstrukturen gehäuft präsentieren:

Ich baue einen hohen Turm, damit / der Ritter weit / sieht.

Auch gezielte Fragen während des Bauens führen zum Evozieren von Drachenwörtern und subordinierten Nebensätzen:

Warum baust du solch eine hohe Mauer?
Wann beginnst du mit den Fenstern?

Kürzeste Zielstruktur: Kurze Nebensätze sind v. a. zu Beginn der „Nebensatztherapie" wichtig, um dem oft eingeschränkten, phonologischen Arbeitsspeicher der Kinder Rechnung zu tragen. Längere Nebensätze werden im Mittelteil gebündelt und relativ schnell ausgesprochen (unterstrichener Teil im unteren Beispiel), mit einer kurzen Pause nach dem Drachenwort und vor dem finiten Verb:

… damit / <u>der Ritter sehr weit vom Turm aus</u> / sieht.

46 Der Angriff des Drachens

Rahmenthema: Ritter und Burgen
Format: Gespräch, **Dauer:** +/-30', **Modalität:** Rez. und Pro.
Zielsetzung: Verbendstellung in subordinierten Nebensätzen
Sprachmaterial: Konjunktionen „damit" und „weil"
Material: selbst errichtete Ritterburg, Ritter, Drache, Bücher über Ritter
Setting: Stuhlkreis vor dem Tisch

Aufgabe: Über mögliche Stellungen der Ritter wird gemeinsam nachgedacht: Wo stehen die Ritter am besten, um gegen den Drachen zu kämpfen?
Handlungsrahmen: Der Drache ist böse. Er mag keine Ritterburgen. Er ist bereits in der Ferne zu sehen (Abb. 35). Er nähert sich langsam der Burg...

In einer ersten Phase überlegen die Kinder, unter Zuhilfenahme der Bücher, wie sich die Ritter in der Burg verteilen können, um diese bestmöglich zu schützen:

Der Ritter steigt auf den Turm, damit...
Der zweite Ritter steigt auf die Mauer, damit...
Der andere Ritter steigt auf das Tor, damit...
Der andere Ritter schließt das Tor, damit...

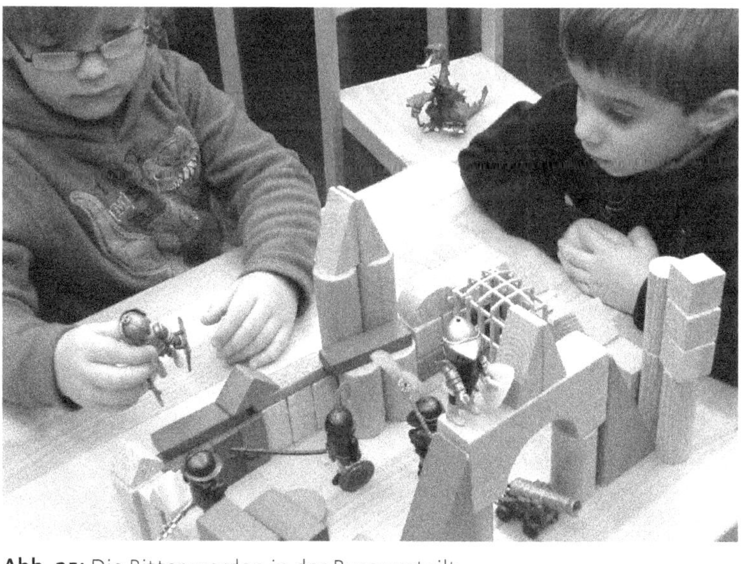

Abb. 35: Die Ritter werden in der Burg verteilt.

Die Ritter werden unter den Kindern aufgeteilt. Jedes Kind erläutert, wo seine Ritter stehen werden und welche Aufgaben sie zu befolgen haben:

> Mein Ritter steigt auf den Turm. Er sieht sehr weit.
> Mein Ritter steigt auf den Turm, damit er weit sieht.

Anschließend werden die Ritter hingestellt. Der Drache nähert sich der Burg. Er speit Feuer, klopft gegen die Mauern der Burg, kann diese aber nicht zerstören. Enttäuscht verschwindet er wieder. Die Kinder freuen sich. Noch einmal überlegen sie, warum der Drache ihre Burg nicht zerstören kann.

> Er kommt nie in die Burg, weil ich auf ihn schieße.
> Er kommt nie in die Burg, weil ich das Tor schließe.

47 Die Ausrüstung der Ritter

Rahmenthema: Ritter und Burgen
Format: Parallelanziehen, **Dauer:** +/-40', **Modalität:** Rez. und Pro.
Zielsetzung: Verbendstellung in subordinierten Nebensätzen
Sprachmaterial: Konjunktionen „damit" und „wenn"
Material: „Ritterrüstung", Kärtchen
Setting: Stuhlkreis vor der Tafel

Aufgabe: Die Kinder überlegen gemeinsam, aus welchen Teilen eine Ritterrüstung besteht und wie diese konkret zusammengestellt werden kann.
Handlungsrahmen: Die Kinder sehen sich die Ritter genau an (Spielfiguren, in Büchern). Sie überlegen, wozu die verschiedenen Elemente der Ritterrüstung dienen:

> Die Ritter haben ein Pferd. Sie sind schnell.
> Die Ritter haben ein Pferd, damit sie schnell sind.
> Sie haben ein Schwert, damit sie gut kämpfen.
> Sie haben einen Helm, damit sie geschützt sind.

Die Rüstung wird zusammengestellt (eventuell Schwert und Helm basteln). Anhand von Kleidern aus der Verkleidungskiste und mit viel Fantasie können lustige Rüstungen entstehen. Die einzelnen Teile werden schematisch auf Kärtchen gezeichnet und an der Tafel geordnet. Sinn und Zweck der Teile wird gleichzeitig noch einmal reflektiert:

> Der Ritter zieht das Maschenhemd an, damit …
> oder: Der Drache kann dem Ritter nichts antun, wenn …

Hinter einer visuellen Abtrennung (z. B. hinter einem Tafelflügel) liegt die „Rüstung“. Ein Kind zieht diese auf Anweisung der anderen Kinder an:

Du ziehst das Maschenhemd an, damit …

Werden keine Nebensätze gebildet, so stellt T – wie immer – die entsprechenden Fragen: Warum? Wozu? Wann?

In einer letzten Phase werden die Kärtchen gemischt. Es wird jeweils ein Kärtchen gezogen und beschrieben. Wird es dem Ritter gelingen, seine Ausrüstung in dieser zufälligen Reihenfolge anzuziehen?

Kommentierungen zwingend machen: Die visuelle Abtrennung führt dazu, dass die Anweisungen präzise formuliert werden müssen.

48 Wettlauf mit der Zeit

Rahmenthema: Ritter und Burgen
Format: Würfelspiel **Dauer:** +/-40‘, **Modalität:** Rez. und Pro.
Zielsetzung: Verbendstellung in subordinierten Nebensätzen
Sprachmaterial: Konjunktion „damit“
Material: gemeinsam errichtete Ritterburg, Ritter als Spielfiguren, Bierdeckel (oder Spielsteine), Kärtchen mit Zahlen von 2 bis 6, Drache
Setting: Stuhlkreis vor der Ritterburg

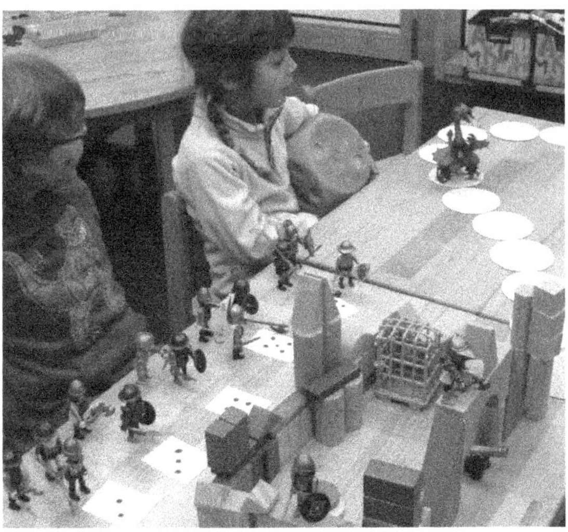

Abb. 36: „Der Drache rückt immer näher.“

Aufgabe: Nachdem die Kinder „ihre" Ritterburg gebaut haben, wird ihnen das unten erläuterte Würfelspiel vorgeschlagen. Bei einem zweiten Spiel werden weitere Ideen der Kinder einbezogen.
Handlungsrahmen: Vor der Ritterburg wird mit Bierdeckeln (oder sonstigen Spielsteinen) ein Weg von etwa zehn Schritten gelegt, der zur Burg führt. Die Ritter befinden sich außerhalb der Burg, der Drache auf dem ersten Bierdeckel. Die Ritter sind in fünf Gruppen eingeteilt, vor jeder Gruppe liegt eine Zahl von 2 bis 6. Reihum würfeln die Kinder. Wird eine Zahl zwischen 2 und 6 gewürfelt, nimmt das Kind einen entsprechenden Ritter (solange sich noch Ritter in dieser Gruppe befinden) und stellt diesen auf einen „strategisch" wichtigen Platz in der Burg:

> Der Ritter steht auf dem Turm. Er sieht jetzt weit.
> Warum steht er auf dem Turm?
> Damit er weit sieht.

Bei einer 1 rückt der Drache ein Feld näher zur Burg. Erreicht er die Burg, ehe die Ritter alle positioniert wurden, kann er eine Mauer einreißen und in die Burg eindringen.

49 Welches Burgelement fehlt noch?

Rahmenthema: Ritter und Burgen
Format: Würfelspiel, **Dauer:** +/-40', **Modalität:** Rez. und Pro.
Zielsetzung: Verbendstellung in subordinierten Nebensätzen
Sprachmaterial: Konjunktionen „wenn" und „damit"
Material: Baukasten, Kärtchen
Setting: Stuhlkreis

Aufgabe: Die einzelnen Burgteile werden zusammen mit den Kindern aufgezeichnet.
Handlungsrahmen: Auf Kärtchen werden etwa zehn Elemente der Burg dargestellt, z.B. drei unterschiedliche Türme, drei unterschiedliche Mauern, ein Burgtor, ein Gefängnis, ein Stall, ein Brunnen. Diese werden dann gemeinsam betrachtet:

> Die Burg hat einen Turm. Der Ritter sieht weit, wenn die Burg einen Turm hat. Der Drache kann nichts tun, wenn die Burg einen Turm hat.

Die Kärtchen werden verdeckt in die Mitte des Stuhlkreises gelegt. An einem etwas abseitsstehenden Tisch, auf dem sich Baukasten befindet, folgt

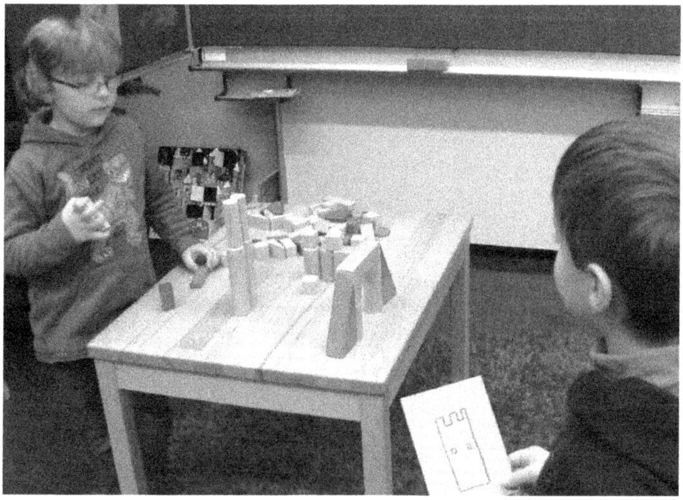

Abb. 37: „Du baust einen Turm, damit der Ritter weit sieht."

ein Kind den Anweisungen. Ein Kärtchen nach dem anderen wird umgedreht, erläutert und wieder verdeckt zurück an seinen Platz gelegt:

> Die Burg hat einen Turm. Du baust einen Turm, damit der Ritter weit sieht.

Die einzelnen Elemente der Burg werden sehr einfach gebaut, mit jeweils nur ein paar Bausteinen.

Die Kinder sollen so schnell wie möglich die verschiedenen Elemente zu einer kompletten Burg zusammenbauen. Sie müssen sich daher merken, welche Bilder bereits umgedreht wurden.

Zum Schluss soll die Burg noch einmal mittels eines spannenden Spiels errichtet werden. Die Kinder dürfen beispielsweise nur zehnmal ein Bild umdrehen, wenn zehn Bilder verdeckt auf dem Boden liegen (dürfen sich demnach nie irren), ansonsten kommt der Drache und zerstört die Burg.

Man kann den Ablauf auch so verändern, dass jedes Kind seine eigene Burg baut.

50 Ritterduell

Rahmenthema: Ritter und Burgen
Format: Würfelspiel, **Dauer:** +/-40', **Modalität:** Rez. und Pro.
Zielsetzung: Verbendstellung in subordinierten Nebensätzen
Sprachmaterial: Konjunktion „wenn"

Material: zwei „Ritterausrüstungen" (können ganz normale Mützen, Pullover, Jacken, Handschuhe und sonstige Kleider sein), Kärtchen, Würfel
Setting: Stuhlkreis um einen Tisch

Aufgabe: Das erste „Ritterduell" wird den Kindern vorgegeben. In weiteren Spielen werden die Ideen der Kinder einbezogen.
Handlungsrahmen: Auf dem Tisch liegen sechs Bilder mit sechs typischen Elementen der Ritterausrüstung, wie z.B. dem Schwert, dem Helm, dem Schild, dem Maschenhemd, der Hose und den Schuhen. Neben jedem Bild liegt eine Würfelzahl zwischen 1 und 6 (oder jeweils zwei verschiedene Würfelzahlen, z.B. 1 und 4, 2 und 6, 3 und 5...). Die Kinder werden in zwei Gruppen eingeteilt. Aus jeder Gruppe wird ein Kind zum Ritter ernannt. Die beiden Ritter sitzen etwas abseits im Zimmer (Abb. 38: vor der Tafel). Neben ihnen liegt ihre Ausrüstung. Die beiden Mannschaften sitzen einander gegenüber am Tisch. Gewinner des Ritterduells ist die Mannschaft, dessen Ritter als erster seine Rüstung komplett angezogen hat. Beide Mannschaften würfeln abwechselnd und erläutern „ihrem" Ritter, was er tun muss. Der Ritter (als Kenner) erläutert den Kindern dann, warum er dies tut:

> K: Du ziehst den Helm an.
> Ritter: Der Drache besiegt mich nicht, wenn ich den Helm anziehe.

Zusätzliche Regeln können die Wiederholung des Spiels abwechslungsreicher machen: Durchgestrichene Elemente bedeuten, dass der entsprechende

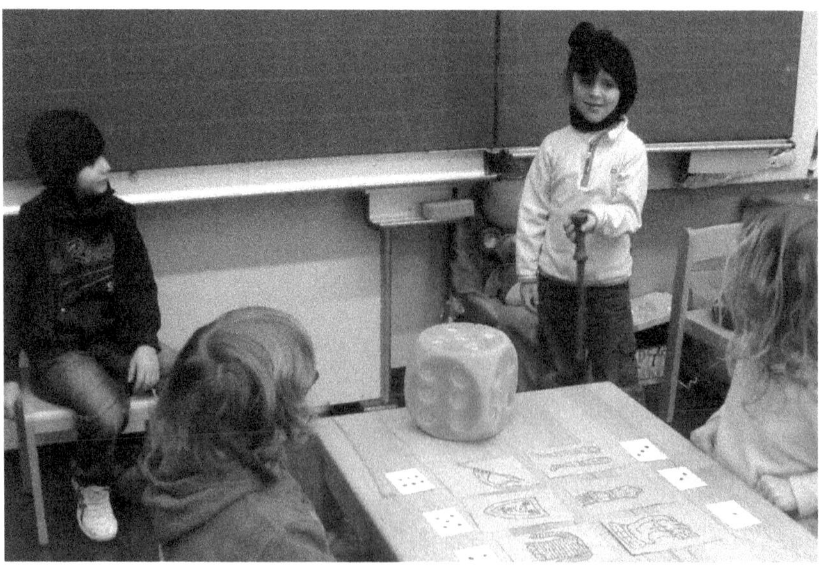

Abb. 38: „Welcher Ritter hat seine Rüstung zuerst an?"

Teil der Rüstung wieder ausgezogen wird. Würfelt man eine 6, so darf man sich einen beliebigen Teil der Rüstung auswählen. Nimmt man einen 6er- und einen Farbwürfel, hat man die Möglichkeit, auf zwölf Bilder zurückzugreifen. Zum Beispiel kann man der jeweiligen Mannschaft die Wahl überlassen, welchen Würfel sie nehmen will.

Als Abschluss eines Spiels wird ein kleines „Duell" zwischen den beiden Rittern organisiert. T hält jeweils einen Reifen mit ausgestrecktem Arm neben sich in die Höhe, im Laufen muss dieser Ring vom Ritter mit dem Degen „gefischt" werden. Wer bekommt die meisten Ringe?

51 Sprachspiel

Rahmenthema: Ritter und Burgen
Format: Sprachspiel, **Dauer:** +/-40', **Modalität:** Rez. und Pro.
Zielsetzung: Verbendstellung in subordinierten Nebensätzen
Sprachmaterial: Konjunktionen „damit" und „wenn"
Material: Baukasten, Kärtchen mit Burgelementen, Bierdeckel, Ritter als Spielfiguren
Setting: Stuhlkreis um einen Tisch

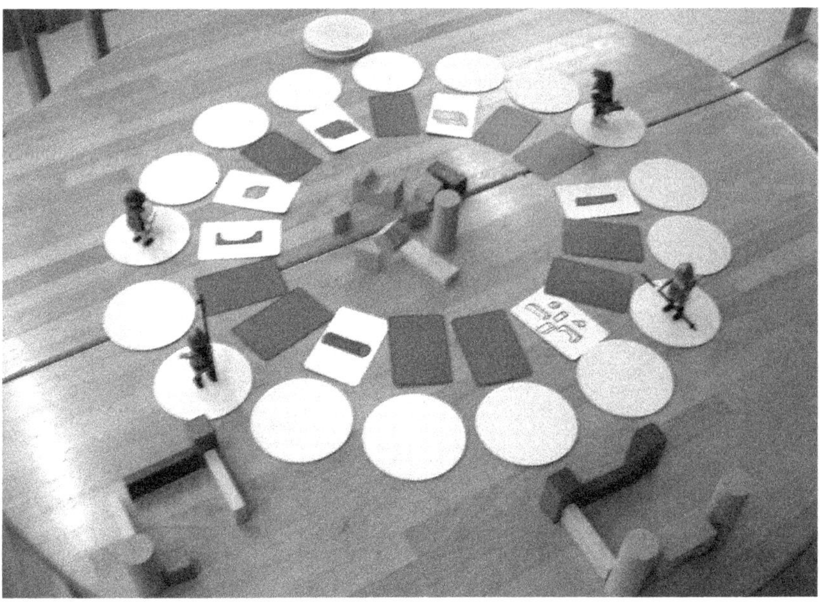

Abb. 39: „Welche Burg ist zuerst fertig?"

Aufgabe: Die erste Spielvariante wird auch dieses Mal den Kindern vorgegeben, um dann in weiteren Spielen die Ideen einzubeziehen.
Handlungsrahmen: Ziel ist es, aus acht unterschiedlichen Bauklötzen eine Burg zu errichten. Die acht Bauklötze werden auf etwa 18 Kärtchen aufgezeichnet, jeder Bauklotz demnach mindestens zweimal (dunkle Kärtchen in Abb. 39).

Dann wird mit derselben Anzahl an Bierdeckeln ein äußerer Kreis gelegt. Die dunklen Kärtchen liegen in beliebiger Reihenfolge verdeckt neben den Bierdeckeln. In der Mitte des „doppelten" Kreises liegen die verschiedenen Bauklötze, jeder Klotz mehrere Male (mindestens zweimal in der Einzeltherapie, mit mehreren Kindern spielt man in zwei bis maximal vier Mannschaften).

Ein Kind würfelt, zieht mit dem eigenen Ritter die entsprechende Punktzahl weiter (in beliebiger Richtung), nimmt das (dunkle) Kärtchen und beschreibt, welchen Baustein es nehmen soll: „Ich nehme einen blauen Bauklotz!" Dann gliedert es das entsprechende Element an seine Burg an und erläutert, was es gerade tut:

> Ich baue einen Turm, damit ich weit sehe.
> oder: Der Drache tut nichts, wenn ich einen Turm baue.

Bildet es keinen Nebensatz, stellt T die entsprechende Frage: Warum? bzw. Wann? Das dunkle Kärtchen kommt zurück an seinen Platz, allerdings nicht mehr verdeckt (Abb. 39), sodass die Kinder dieses Spielfeld „ansteuern" können, falls sie den entsprechenden Baustein noch brauchen.

52 Tagesablauf

Rahmenthema: Ritter und Burgen
Format: Gespräch, **Dauer:** +/-40', **Modalität:** Rez. und Pro.
Zielsetzung: Verbendstellung in subordinierten Nebensätzen
Sprachmaterial: Konjunktion „wenn"
Material: Bücher und Bilder von Rittern, Kärtchen
Setting: Stuhlkreis um einen Tisch

Aufgabe: Anhand von Büchern und Bildern versuchen die Kinder festzustellen, was die Ritter im Laufe des Tages alles tun und was sie dazu brauchen.
Handlungsrahmen: Die Kinder erläutern, was der Ritter im Laufe eines Tages macht:

> Der Ritter trinkt Wasser, isst Fleisch, schläft, wäscht sich am Brunnen, steigt auf die Mauer, steht auf dem Turm, reitet mit dem Pferd ...

T zeichnet die verschiedenen Utensilien auf Kärtchen, mit denen der Ritter im Laufe eines Tages in Kontakt kommt: Wasser, Fleisch, Bett, Brunnen, Mauer, Turm, Pferd ..., und fragt jeweils nach, wann er diese braucht:

Der Ritter trinkt Wasser, wenn er Durst hat.
Der Ritter geht zum Brunnen, wenn er schmutzig ist.
Der Ritter steigt aufs Pferd, wenn er auf die Jagd geht.

Die Kärtchen können für ganz unterschiedliche Spiele eingesetzt werden, wie z.B.:

1. Wird der korrekte Satz formuliert, darf das Kind das Kärtchen behalten.
2. Kim-Spiel: Welches Kärtchen fehlt?
3. Memory: Je zwei Bilder des entsprechenden Utensils werden aufgezeichnet.
4. Montagsmaler: Derjenige, der das Utensil zuerst erkennt und den entprechenden Nebensatz bildet, darf das Bild zu sich nehmen.

Schwerpunkt 3: Erwerb des Kasussystems

Mika und Muka, die zwei Katzen (Einheiten 53–66)

53 Erstes Kick-off zur Verdeutlichung der Akkusativmarkierung

Rahmenthema: Mika und Muka, die zwei Zwillingskatzen
Format: Geschichte, **Dauer:** +/-40‘, **Modalität:** Rez. und Pro.
Zielsetzung: Akkusativmarkierung ohne Genusvariation in PP
Sprachmaterial: PP: unter den Tisch, unter den Stuhl, unter den Schrank
Material: Tweety (oder ein anderes Plüschtier), Katze, kleiner Korb, Lebensmittel, Möbel (mit männlichem Genus): zwei Tische, zwei Stühle, zwei Schränke, zwei Teppiche
Setting: Stuhlkreis

Geheimnis: Wir müssen den Namen des Verstecks (der Tisch, der Stuhl, der Schrank) ein klein wenig verändern, wenn wir etwas hinlegen. Tweety kennt das Geheimnis des neuen Namens: „unter de<u>n</u> Tisch“, „unter de<u>n</u> Stuhl“, „unter de<u>n</u> Schrank“. „Wohi<u>n</u> legen wir das Brot?“ „Unter de<u>n</u> Tisch.“ Der letzte Laut ist derselbe: wohi<u>n</u> – de<u>n</u>!

Handlungsrahmen: Tweety will den Kindern ein Geheimnis verraten. Zu diesem Zweck erzählt er ihnen die Geschichte von der stets hungrigen und verspielten Katze Mika: Mika liegt in ihrem Korb auf einem Tisch und schläft. Sobald sie erwacht, möchte sie gerne essen und spielen. Tweety hat eine Idee: Die Lebensmittel der Katze werden „ein klein wenig“ versteckt. Sie werden irgendwo hingelegt: unter den Tisch, unter den Stuhl, unter den Schrank, aber so, dass Mika sie noch „ein wenig“ sehen kann.

Sobald die Katze aufwacht, ist sie sehr hungrig. Sie schaut sich um, um herauszufinden, wo die Kinder ihre Lebensmittel hingelegt haben: unter den Tisch, unter den Stuhl, unter den Schrank.

Mika, die hungrige, verspielte Katze

Tweety erzählt:

„Draußen ist es bereits hell. Mika schläft immer noch. Sie schläft immer sehr lange.

Endlich! Ich glaube, dass sie den Schwanz bewegt. Und den Kopf!

Noch einmal! Den Kopf hat sie bewegt. (…) Den Schwanz hat sie auch bewegt. (…)

Sicherlich wird sie jetzt sehr bald aufwachen.

Mika ist morgens immer schlecht gelaunt, wenn sie aufwacht. Dann ist sie hungrig. Und sie langweilt sich. Sie möchte gerne spielen.

Heute Morgen wird sie besonders schlecht gelaunt sein. Sie hat nichts mehr zu essen. Ihr Korb ist leer. Und sie kann nicht spielen. Ihre Freunde sind bereits fort. Ihre Freunde schlafen nicht so lange.

Wir können Mika helfen! (Ideen der Kinder einsammeln)

Wir geben Mika unsere Lebensmittel. Und: Wir machen ein Spiel mit Mika: Wir geben Mika unsere Lebensmittel ‚mit einem Spiel‘. Wir verstecken die Lebensmittel.

Mika soll von seinem Schlafplatz aus die Lebensmittel sehen. Aber nur ein wenig!

Wir brauchen einige Verstecke. Deshalb überlegen wir zusammen, was alles in der Klasse steht:

- der Tisch und der Tisch und der Tisch (steht in der Klasse),
- der Stuhl und der Stuhl und der Stuhl (steht in der Klasse),
- der Schrank und der Schrank (steht in der Klasse),
- der Teppich und der Teppich (liegt in der Klasse),
- der Einkaufsladen (steht in der Klasse).

Jetzt überlegen wir, wohin wir die Lebensmittel hinlegen. Ihr kennt mein Geheimnis noch nicht. Ich verrate euch das Geheimnis jetzt. Hört gut zu!

Wenn wir die Lebensmittel irgendwo hinlegen, müssen wir den Namen des Verstecks ein klein wenig verändern."

T (nimmt den Fisch): „Wir legen den Fisch unter / hokus pokus simsalabim / unter deeen Tisch." (T zeigt) „Oder: / Wir legen den Fisch unter / hokus pokus simsalabim / unter deeen Tisch?" (T zeigt)

Die Kinder wählen einen Tisch aus: „Unter deeen Tisch." (zeigen)

T (nimmt den Apfel): „Wir legen den Apfel unter / hokus pokus simsalabim / unter deeen Stuhl." (T zeigt) „Oder: Wir legen den Apfel unter / hokus pokus simsalabim / unter deeen Stuhl?" (T zeigt)

Den Salat: unter deeen Schrank oder unter deeen Schrank?

Den Honig: unter deeen Teppich oder unter deeen Teppich?

Den Kuchen: unter deeen Einkaufsladen?

Habt ihr mein Geheimnis entdeckt? (...)

Das ist der Tisch. Wohin lege ich den Fisch? Unter deeen Tisch.

Ich zaubere, hokus pokus simsalabim, der Tisch wird zu deeen Tisch."

Mika bewegt sich: „Hallo Kinder! Schön, dass ihr da seid! Meine Freunde sind schon alle weg. Ich möchte gerne spielen. Und ich bin soooo hungrig! Kennt ihr nicht ein schönes Spiel?" (Reaktionen der Kinder)

„Ihr habt Lebensmittel versteckt? Und ich soll die Lebensmittel suchen?

Wohin? Wohin habt ihr die Lebensmittel hingelegt?" (schaut sich um)

„Unter deeen Tisch! Unter deeen Tisch habt ihr den Fisch versteckt!" (holt den Fisch)

„Unter deeen Stuhl! Unter deeen Stuhl habt ihr den Apfel versteckt!" (holt den Apfel)

„Unter deeen Schrank! Unter deeen Schrank habt ihr den Salat versteckt!" (holt den Salat)

„Unter deeen Teppich! Unter deeen Teppich habt ihr den Honig versteckt!" (holt den Honig)

„Unter deeen Laden! Unter deeen Laden habt ihr den Kuchen versteckt!" (holt den Kuchen)

„Danke Kinder! Das war ein schönes Spiel. Ich möchte noch einmal spielen, ehe ich alles aufesse!"

T: „Das hat Mika sehr gefallen. Wir verstecken noch einmal die Lebensmittel. Jemand von euch übernimmt Mikas Rolle. Ihr kennt jetzt das Geheimnis. Damit wir wirklich daran denken, befestigen wir die Kärtchen an der Tafel." (Abb. 40)
Ein Kind übernimmt jeweils die Rolle der schlafenden Katze. Es wartet im Nebenraum, bis alle Lebensmittel versteckt wurden.

Prinzipien der Kontextoptimierung

Die Akkusativmarkierung wird zu Beginn einzig und allein anhand des bestimmten Artikels „der" verdeutlicht (keine Genusvariation). Nur der männliche Artikel verändert sich im Akkusativkontext und wird zu „den". „Die" und „das", also der weibliche und sächliche Artikel, bleiben unverändert. Die Kinder sollen dies erst in einem zweiten Kick-off entdecken, und zwar dann, wenn die neue Form „den" in der Sprache des Kindes Verwendung findet.

Die Veränderung des männlichen Artikels im Akkusativkontext wird den Kindern demnach anhand eines Geheimnisses vermittelt. Die Ausführung einer Handlung, das Legen eines Gegenstandes unter ein Möbelstück, soll in Verbindung mit der Änderung des Artikels gebracht werden. Die Frage „wohin?" verdeutlicht diese Bewegung, stellt das Dynamische dar, im Gegensatz zum Statischen „wo?", welches den Dativ erfordert. Stellt man die Frage „wohin?", ändert das Versteck ein klein wenig seinen Namen (und zwar den Artikel, als Bestandteil des Namens). Darin liegt das Geheimnis, das Tweety den Kindern verraten möchte.

Die Möbel sind je zweimal vorhanden. Die Verdopplung führt dazu, dass der Artikel demonstrativ verwendet werden muss, unter deeen Stuhl oder unter deeen Stuhl (auf den jeweiligen Stuhl zeigen), und dadurch zu einer besonders betonten Artikelbenennung. Der Artikel steht im Fokus der Wahrnehmung. Die Verdopplung wird auch in den folgenden Therapieeinheiten vorgenommen. Besonders wichtig ist dies für die Kinder, die die Artikeleinsetzungsregel noch nicht entdeckt haben, den häufig obligaten Artikel infolgedessen auslassen (Motsch 2017).

Sprechweise des Therapeuten: Die Endung /n/ des Fragewortes „wohin" als auch der Verstecke (unter den Tisch, unter den Stuhl) werden besonders betont ausgesprochen: fraktioniertes Sprechen, bewusstes Verlangsamen, erwartungsunüblich nach oben gehende Sprechmelodie (Motsch 2017). Dadurch wird die kindliche Aufmerksamkeit auf das kritische Merkmal der Zielstruktur gelenkt, nämlich auf den finalen Konsonanten.

Kürzeste Zielstruktur: Zu Beginn der Akkusativtherapie wird vermehrt auf elliptische Äußerungen zurückgegriffen: unter den Stuhl, unter den Tisch. Dies fokussiert die Aufmerksamkeit der Kinder auf die Akkusativmarkierung.

Ausschalten von Verwirrern: Während einigen Therapieeinheiten wird nur der männliche Artikel im Akkusativkontext verwendet, weil sich nur dieser verändert. Erst im zweiten Kick-off werden weibliche und sächliche Artikel einbezogen.

Ausschalten sprachlicher Ablenker: Die Kasusarbeit beschränkt sich ausschließlich auf den bestimmten Artikel (dies hat sich nach Motsch (2017, 200) als grundsätzlich ausreichend erwiesen). Eine Vermischung von bestimmten und unbestimmten Artikeln soll vermieden werden.

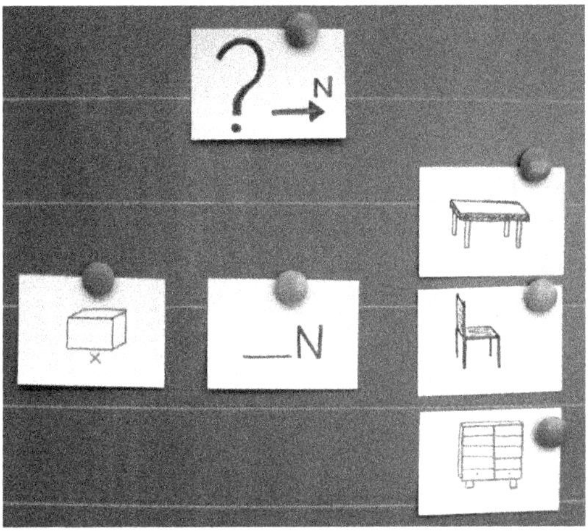

Abb. 40: Akkusativplakat mit männlichem Artikel

Gespräche / wahrnehmbare Strukturen: Die Bewegung (das Hinlegen) wird zum Bestandteil des Geheimnisses. Der Artikel ändert sich, wenn etwas hingelegt wird. Die Bewegung erfolgt auf die Frage „wohin?"

Neben der Betonung des Artikels wird dem Kind auch visuell, anhand der Kärtchen an der Tafel, verdeutlicht, dass die Präpositionalergänzung aus drei Elementen besteht: unter / den / Tisch.

Zwingende Kontexte schaffen: Die Katze wird hungrig sein und gerne spielen, sobald sie erwacht. Die Bewegungen der Katze deuten darauf hin, dass sie nicht mehr sehr lange schlafen wird. Diese Situation versetzt die Kinder unter einen gewissen Druck, die Lebensmittel zu verstecken, und somit zu äußern, wo diese hingelegt werden sollen.

Kommentierungen zwingend machen / Macht der Worte: Mika (die Rolle wird zuerst von T und später jeweils von einem Kind übernommen) sucht nach den Lebensmitteln und erläutert den Kindern, sobald sie diese erblickt hat, wo sie hingelegt wurden. Ansonsten kann sie ihren Hunger nicht stillen.

54 Zwei hungrige Katzen

Rahmenthema: Mika und Muka, die zwei Zwillingskatzen
Format: Parallelbauen, **Dauer:** +/-30‘, **Modalität:** Pro.
Zielsetzung: Akkusativmarkierung ohne Genusvariation in PP
Sprachmaterial: PP: unter den Tisch, unter den Stuhl, unter den Schrank
Material: zwei Katzen, zwei kleine Körbe, Sichtschutz, Lebensmittel (jeweils doppelt), Möbel (mit männlichem Artikel): zwei Tische, zwei Stühle, zwei Schränke, zwei Teppiche …, Kärtchen
Setting: Stuhlkreis

Aufgabe: Die Aufgabe der Kinder besteht darin, zwei identische „Szenen“ aufzurichten, nach ihren Vorstellungen, dies in Anlehnung an die vorige Therapieeinheit. Einzige Bedingung: T gibt sein Einverständnis bei der Auswahl der Möbel (es werden nur Möbel mit männlichem Artikel angenommen).

Handlungsrahmen: Die zwei Zwillingskatzen Mika und Muka schlafen beide morgens sehr lange und sind beide sehr verspielt. Eigentlich sind die beiden die besten Freunde. Muka hat allerdings ein kleines Problem. Sie sieht nicht mehr gut (bekommt einen Sichtschutz an). Aus diesem Grunde ist sie auf die Hilfe ihrer Zwillingsschwester angewiesen. Mika muss ihr jedes Mal verraten, wohin die Lebensmittel gelegt werden.

Ein erstes Kind legt je einen Fisch unter die zwei Tische:
Mika springt sofort auf und nimmt „ihren“ Fisch.
Muka fragt zugleich ganz ungeduldig: „Wohin?“ („Wohin haben die Kinder den Fisch gelegt?“)

Zurück im Korb erklärt Mika ihrer Zwillingsschwester, wohin die Kinder den Fisch gelegt haben: „Unter den Tisch.“

Muka springt auf und tastet sich zu ihrem Tisch, um den Fisch zu nehmen.

Die Rollen werden mehrmals getauscht. Es können auch jeweils mehrere Lebensmittel gleichzeitig versteckt werden. Das Akkusativplakat aus der vorigen Aktivität wird zudem während des Wiederholens einbezogen.

Die Verstecke werden zuletzt auf Kärtchen gezeichnet. Das Kind, welches die Lebensmittel versteckt, zieht jeweils ein Kärtchen und erläutert mit leiser Stimme (die Katzen dürfen dies nicht hören!), wohin es die Lebensmittel verstecken wird: „Unter den Tisch.“

Als Bedingung kann prinzipiell geltend gemacht werden, dass Mika ihrer Zwillingsschwester sprachlich korrekt erklären muss, wo sie sich hintasten soll. Ist dies nicht der Fall, muss Muka solange warten, bis Mika die korrekte Aussage anhand der Kärtchen an der Tafel fixiert und dann „gelesen“ hat.

Prinzipien der Kontextoptimierung

Kürzeste Zielstruktur: Progressiv werden aus elliptischen Äußerungen ganze Sätze:

> Wohin haben die Kinder den Fisch gelegt?
> Sie haben den Fisch unter den Tisch gelegt.

Kommentierungen zwingend machen: Muka sieht nicht mehr gut. Durch diesen Handlungsrahmen ist Mika gezwungen, die Zielstrukturen bestmöglich zu bilden.

55 Die zwei Katzen lauschen heimlich

Rahmenthema: Mika und Muka, die zwei Zwillingskatzen
Format: Versteckspiel, **Dauer:** +/-40', **Modalität:** Pro.
Zielsetzung: Akkusativmarkierung ohne Genusvariation in PP
Sprachmaterial: PP: unter den Tisch, unter den Stuhl, unter den Schrank
Material: zwei Katzen, zwei kleine Körbe, Lebensmittel (jeweils einzeln), Möbel (jeweils einzeln, mit männlichem Artikel): ein Tisch, ein Stuhl, ein Schrank, ein Teppich …
Setting: Stuhlkreis

Aufgabe: Die Kinder überlegen gemeinsam, wo die Lebensmittel versteckt werden können. T gibt jeweils sein Einverständnis (nur Möbel mit männlichem Artikel).
Handlungsrahmen: Dieses Mal wollen die Kinder das Spiel schwieriger gestalten, indem sie die Lebensmittel so verstecken, dass die beiden Katzen sie nicht mehr von ihren Plätzen aus sehen können. Die Lebensmittel werden unter den Kindern verteilt. Zwei bis etwa sechs Lebensmittel werden jeweils gleichzeitig versteckt:

> Wohi<u>n</u> legst du den Apfel/die Birne/die Banane?
> Unter de<u>n</u> Tisch/unter de<u>n</u> Stuhl/unter de<u>n</u> Teppich.

Die Katzen tun so, als ob sie schlafen würden, lauschen aber heimlich. Nachdem die Lebensmittel versteckt wurden, tun die Katzen so, als ob sie gerade aufwachen würden. Sie befragen sich gegenseitig, wohin sie gehen:

> K1: Wohin gehst du?

K2: Unter den Tisch.
K2: Wohin gehst du?
K1: Unter den Stuhl.

In der Einzeltherapie übernimmt ein Spielpartner die Rollen der beiden Katzen, der andere versteckt die Lebensmittel.

Prinzipien der Kontextoptimierung

Gespräche/Wahrnehmbare Strukturangebote: T greift immer wieder sprachliche Realisationen der Kinder auf. Diese werden unter Zuhilfenahme des Akkusativplakats reflektiert und mit den Realisationen anderer Kinder verglichen.

56 Mikas Freunde

Rahmenthema: Mika und Muka, die zwei Zwillingskatzen
Format: Gänsespiel, **Dauer:** +/-40', **Modalität:** Rez. und Pro.
Zielsetzung: Akkusativmarkierung ohne Genusvariation in PP
Sprachmaterial: PP: unter den Tisch, auf den Stuhl, hinter den Schrank, vor den Teppich
Material: Szene mit Spielfiguren (z.B. Klassenzimmer oder Spielzimmer) mit (symbolischer) Tür, die geöffnet werden kann, Baukasten, 10 bis 12 Bierdeckel, Spielfiguren (je eine pro Mitspieler), Spielfiguren (Tiere) (je fünf pro Mitspieler), 3er-Würfel, fünf Präpositionen auf Kärtchen aufgezeichnet: unter, auf, neben, hinter, vor
Setting: Stuhlkreis um einen Tisch

Aufgabe: Die Kinder richten eine beliebige Szene mit Spielfiguren auf: z.B. ein Klassenzimmer oder ein Spielzimmer, mit einer (symbolischen) Tür, die ins Zimmer führt. Einige Objekte können auch mit Baukasten oder dergleichen selbst errichtet werden, wie z.B. ein Tisch, ein Schrank oder ein Teppich. Auch in dieser Aktivität gibt T den Kindern grünes Licht (nur Objekte mit männlichem Artikel werden angenommen).
Handlungsrahmen: Jedes Kind nimmt fünf beliebige Spielfiguren (Tiere) und stellt sie vor sich auf den Tisch. Mit den zehn bis zwölf Bierdeckeln (oder dergleichen) wird ein Weg zur errichteten Szene gelegt. Dort will jedes Kind so schnell wie möglich ankommen. Es darf aber nur die Tür öffnen, wenn seine Tiere bereits ins Zimmer gestellt wurden. Ist dies nicht der Fall, muss es Felder zurückgehen.

Nach jedem Würfeln nähert sich das Kind mit seiner Spielfigur der Eingangstür. Ein zweites Kind zieht jeweils ein Kärtchen (auf den Kärtchen sind die fünf Präpositionen dargestellt) und stellt dem ersten Kind eine Frage:

K2: Wohin stellst du den Hund? (zeigt Kärtchen mit Präposition)
K1: Hinter den Tisch.

Prinzipien der Kontextoptimierung

Rezeption: Bereits während des Aufrichtens der Szene werden häufig Präpositionalergänzungen evoziert:

Wohin stellst du den Stuhl? Hinter/neben/vor den Tisch.

T fragt regelmäßig, welche Gegenstände bereits im Klassenzimmer sind: der Tisch, der Stuhl, der Schrank, der Teppich. Dadurch werden Nominativ- und Akkusativmarkierung des männlichen Artikels kontrastiert. „Der Tisch steht im Zimmer." „Wohin stellst du den Stuhl?" „Neben den Tisch."
Produktion: Im Laufe des sehr strukturierten Spiels werden Präpositionalphrasen im Akkusativ gebildet, ohne Ablenker (nur elliptische Äußerungen) und Verwirrer (nur männliche Artikel).

57 Mika und Muka packen ihre Lebensmittel ein

Rahmenthema: Mika und Muka, die zwei Zwillingskatzen
Format: Wurfspiel, **Dauer:** +/-40', **Modalität:** Rez. und Pro.
Zielsetzung: Akkusativmarkierung ohne Genusvariation in PP
Sprachmaterial: PP: in den Korb, in den Rucksack
Material: zwei Katzen, zwei Körbe, zwei Rucksäcke (oder zwei Kisten), acht Säcke, Lebensmittel, ein Lastwagen
Setting: Stuhlkreis

Aufgabe: Die Kinder stellen ein Wurfspiel zusammen, beispielsweise anhand von zwei Körben, zwei Rucksäcken und vier Säcken. Sie probieren selbst aus, wie sie das Wurfspiel gestalten sollen (z. B. welche Distanz, wie viele Versuche).
Handlungsrahmen: Mika und Muka wollen verreisen. Weil die beiden Katzen sehr verspielt und oft hungrig sind, wollen sie viele Lebensmittel mit auf ihre Reise nehmen und diese anhand eines Wurfspiels einpacken. Die Lebensmittel sollen gerecht auf die Rucksäcke und Körbe verteilt werden. Aus

diesem Grunde überlegen die beiden Katzen immer im Voraus, worin sie das nächste Lebensmittel werfen sollen (es gibt jeweils vier Möglichkeiten):

> Wohin wirfst du die Banane?
> oder: Wohin soll ich die Banane werfen?
> In deeen Rucksack! (zeigt) In deeen Korb! (zeigt)

Zuletzt sollen die Lebensmittel in den Körben und Rucksäcken noch einmal auf jeweils zwei Säcke verteilt werden. Auch dies wollen die Katzen anhand eines Spiels tun. Sie rollen jeweils ein Lebensmittel mit einem Lastwagen zu einem der zwei Säcke und überlegen im Voraus:

> Wohin rollst du die Banane?
> In deeen Sack! (zeigt)

Die Lebensmittel sollen ordentlich verteilt werden. Die beiden Katzen wollen nicht an einem Tag Hunger leiden! Die Rollen werden mehrmals getauscht.

Prinzipien der Kontextoptimierung

Während des Aufrichtens des Wurfspiels werden gehäuft Präpositionalergänzungen im Akkusativ evoziert:

> Ich probiere auch, in den Rucksack zu werfen.

Durch den variationsreichen Einsatz der Modellierungstechniken stehen die Zielstrukturen sehr prägnant im Mittelpunkt der Handlung:

> Wohin? Wohin wirfst du? In deeen Korb oder in deeen Rucksack? (Alternativfragen)
> Du wirfst in deeen Rucksack. Probiere auch, / in deeen Korb zu werfen.
> Ist es schwierig, / in deen Korb / zu werfen?
> Wer hat noch nicht probiert, / in deen Korb zu werfen?

Produktion: Die Dialoge zwischen den beiden Katzen sind aufgrund des Handlungsrahmens sehr strukturiert. Die erwähnten Zielstrukturen werden dadurch in hoher Frequenz von den Kindern produziert.

58 Die lange Reise zum besten Freund (1)

Rahmenthema: Mika und Muka, die zwei Zwillingskatzen
Format: Rollenspiel, **Dauer:** +/-40', **Modalität:** Rez. & Pro.

Zielsetzung: Akkusativmarkierung ohne Genusvariation in NP
Sprachmaterial: NP: den Hund, den Bären
Material: zwei Katzen, etwa sechs bis acht Plüschtiere mit männlichem Artikel (der Hund, der Bär, der Hase, der Igel, der Fuchs, der Löwe), Kärtchen
Setting: Stuhlkreis

Aufgabe: Mika und Muka wollen ihren besten Freund, den Hund, besuchen. Der Weg zum Hund ist sehr weit und führt an vielen anderen Tieren vorbei. Jedes Kind übernimmt die Rolle eines Tieres (oder mehrerer Tiere in der Einzeltherapie). Die Kinder überlegen, an welchen Ort sie laufen:

Du läufst hinter den Tisch. Ich lege mich unter den Stuhl.

Handlungsrahmen: Mika und Muka wollen ihren besten Freund, den Hund, besuchen, wissen aber nicht, wo er wohnt, und müssen deshalb die Tiere befragen. Der Weg ist sehr lang und führt an den verschiedenen Tieren vorbei. Die beiden Katzen warten im Nebenzimmer. Der Hund sucht sich ein super Versteck aus. Die anderen Tiere laufen auf ihren ausgewählten Platz.

Die beiden Katzen erscheinen und beginnen ihre lange Reise. Sie befragen ein erstes Tier nach dem Weg:

Wen müssen wir (als Nächstes) fragen?
Den Bären!

Schnell gehen sie zum Bären:

Wen müssen wir jetzt fragen?
Den Igel.

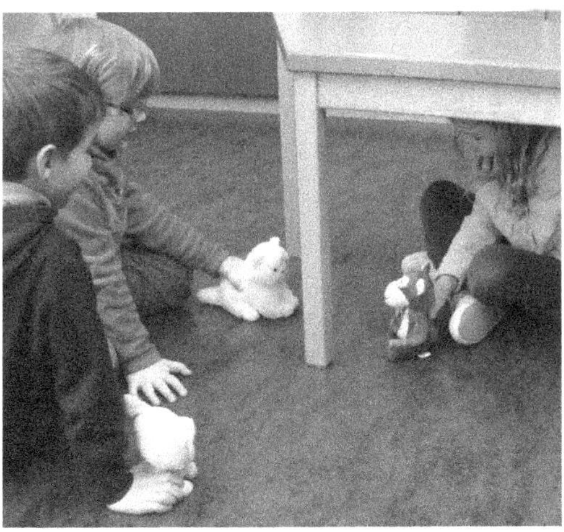

Abb. 41: „Wen fragen wir?" „Den Igel."

Die Katzen werden mehrmals hin- und hergeschickt, bis ein letztes Tier ihnen verrät, wo sich ihr guter Freund, der Hund, befindet.

> Wen müssen wir jetzt fragen?
> Niemand! Ich kenne den Hund. Ihr geht hinter deee<u>n</u> Schrank! (zeigt)

Der Weg der Tiere kann im Voraus anhand von Kärtchen, auf die die Kinder die Tiere gemalt haben, festgelegt werden. Zum Beispiel werden diese gemischt und auf einen Stapel gelegt, sodass dessen Reihenfolge eingehalten werden muss.

Prinzipien der Kontextoptimierung

Rezeption: In der Planungsphase werden sowohl Nominal- als auch Präpositionalphrasen im Akkusativ evoziert: „Ich male den Hasen.“ „Ich male den Hund.“ „Ich laufe hinter den Tisch.“ „Ich laufe hinter den Stuhl.“
Produktion: Im Laufe der Reise müssen Mika und Muka die Tiere befragen, weil nur diese den Weg zum gut versteckten Hund kennen. Je nach Fortschritten der Kinder können nach und nach ganze Sätze gefordert werden:

> Ihr müsst den Igel fragen.
> oder: Ihr fragt jetzt den Fuchs.

59 Die lange Reise zum besten Freund (2)

Rahmenthema: Mika und Muka, die zwei Zwillingskatzen
Format: Buch, **Dauer:** +/-40‘, **Modalität:** Rez. und Pro.
Zielsetzung: Akkusativmarkierung ohne Genusvariation in NP
Sprachmaterial: NP: den Baum, den Hasen
Material: zwei Katzen, sieben Plüschtiere (der Hund, der Bär, der Hase, der Igel, der Fuchs, der Löwe, der Elefant), Tafel und farbige Kreide, Kärtchen und Filzstifte
Setting: Stuhlkreis um die Tafel

Aufgabe: Der lange Weg zum besten Freund, dem Hund, wird in einem Buch festgehalten. Im Laufe dieser zweiten Aktivität werden die einzelnen Etappen gemeinsam an der Tafel erarbeitet.
Handlungsrahmen: Die Tiere wohnen an verschiedenen Orten.

Was malen wir zuerst (an die Tafel)?
Den Baum.
Was malen wir danach?
Den Zaun. Den Schuppen. Den Fluss. Den Turm. Den Sandkasten. Den Teppich.

Dann werden die Tiere ganz schematisch auf Kärtchen gemalt, mit einem typischen Merkmal (lange Ohren, Stacheln, Mähne, Hundeschnauze, dicker Bauch, rotes Fell, Rüssel). Das schematische Zeichnen der Tiere wird zuerst an der Tafel geübt:

T: Wen zeichne ich zuerst?
K: Den Hasen.
T: Wen zeichne ich jetzt?
K: Den Löwen. Den Hund. Den Igel. Den Bären.

Erst dann werden die Tiere auf Kärtchen gezeichnet. T zeichnet vor den Augen der Kinder. Diese raten, welches Tier gerade gezeichnet wird:

T: Wen zeichne ich?
K: Den Löwen.

Die Kärtchen werden mit Magneten an der Tafel befestigt.

T: Wohin stellst du den Hasen?
K: In den Sandkasten.
T: Wohin stellst du den Igel?
K: Vor den Baum.

Die Geschichte wird an der Tafel „gespielt". Die beiden Katzen gehen von Tier zu Tier und fragen nach dem Weg zum Hund, ihrem besten Freund:

Wen müssen wir jetzt fragen?

60 Die lange Reise zum besten Freund (3)

Rahmenthema: Mika und Muka, die zwei Zwillingskatzen
Format: Buch, **Dauer:** +/-45', **Modalität:** Rez. und Pro.
Zielsetzung: Akkusativmarkierung ohne Genusvariation in NP
Sprachmaterial: NP: den Hund, den Baum, ich male den Hund, ich male den Baum.
Material: A4- oder A5-Kartons und Filzstifte, Schnur, Knetmasse
Setting: Stuhlkreis

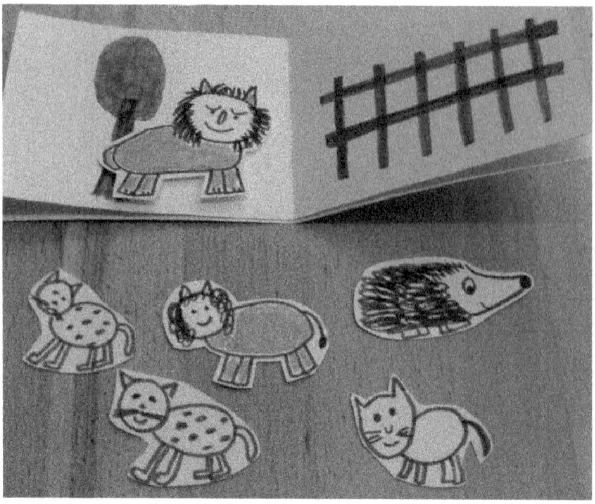

Abb. 42:
Basteln des Buches

Aufgabe: Jedes Kind erstellt sein eigenes Buch.
Handlungsrahmen: Zwei A4- oder A5-Kartons werden so gefaltet und mit einer Schnur zusammengebunden, dass ein Büchlein mit acht Seiten entsteht. Auf der ersten Seite malen die Kinder die zwei Katzen, auf der letzten Seite den Hund, auf den sechs mittleren Seiten die sechs verschiedenen Orte: den Baum, den Zaun, den Schuppen, den Fluss, den Turm, den Sandkasten. Die sechs Tiere, genau wie die zwei Katzen und der Hund, werden aufgezeichnet und ausgeschnitten. Sie können im Buch mit Knetmasse befestigt werden. Der Ablauf der Geschichte kann demnach immer neu gestaltet werden. Nach Fertigstellung des Buches werden die Tiere im Buch „befestigt". Die Kinder erzählen abwechselnd ihr Buch. Eine Szene könnte in etwa folgenden Wortlaut haben:

Die Katzen fragen den Igel: Wen müssen wir fragen?
Igel: Den Hasen.

Das Erzählen der Geschichte kann aber auch damit beginnen, dass das Kind in einer ersten Phase erklärt, wohin die einzelnen Tiere gehen, springen, laufen:

Der Igel geht hinter den Baum.
Der Löwe springt hinter den Sandkasten.
Der Bär läuft neben den Fluss.

Prinzipien der Kontextoptimierung

Rezeption: Auch in dieser Aktivität werden bereits während der Zusammenstellung des Büchleins Akkusativmarkierungen in Nominalphrasen evoziert: „Was malst du?" „Einen Hund", „einen Baum", „einen Schuppen".

Die elliptischen Äußerungen können zunehmend in komplette Sätze eingebunden werden: „Den Hund male ich.“ „Ich male den Schuppen.“

61 Die lange Reise zum besten Freund (4)

Rahmenthema: Mika und Muka, die zwei Zwillingskatzen
Format: Parallelgeschichte, **Dauer:** +/-40‘, **Modalität:** Pro.
Zielsetzung: Akkusativmarkierung ohne Genusvariation in NP und PP
Sprachmaterial: NP: den Hund, den Baum, ich male den Hund, ich male den Baum; PP: hinter den Baum
Material: selbst erstellte Bücher
Setting: Stuhlkreis vor einer räumlichen Abtrennung

Aufgabe: Die Kinder stellen ein weiteres Mal ihre eigene Geschichte zusammen.
Handlungsrahmen: Ein Kind erzählt „seine“ Geschichte anhand seines Buches, ohne dass die anderen Kinder dieses sehen (hinter einer räumlichen Abtrennung). Diese versuchen die Geschichte anhand ihres Buches nachzustellen:

Der Igel geht hinter den Baum.
Der Löwe springt auf den Zaun.
Der Bär läuft neben den Fluss.

Dann wird die Geschichte erzählt (dient für die anderen Kinder als Kontrolle):

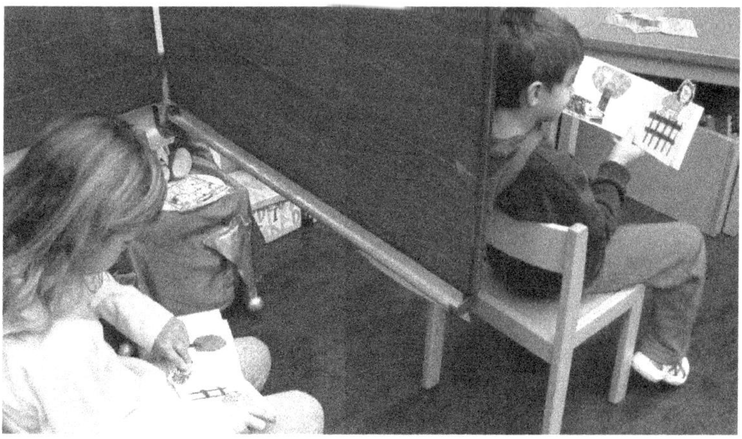

Abb. 43: Die Geschichte wird nachgestellt.

Die beiden Katzen fragen ein erstes Tier:

> Wen müssen wir fragen?
> Den Igel!

Schnell gehen sie zum Igel:

> Wen müssen wir jetzt fragen?
> Den Löwen. (...)
> Wen müssen wir jetzt fragen?
> Niemand! Ich kenne den Hund. Ihr geht hinter den Turm!

Die Bücher der Kinder können auch als Rollenspiel umgesetzt werden. Ein Kind erzählt seine Geschichte. Die anderen Kinder spielen diese Geschichte nach, an der Tafel oder im Klassenzimmer.

Prinzipien der Kontextoptimierung

Produktion: Die Therapieeinheit ist sehr strukturiert aufgebaut, es treten viele Akkusativmarkierungen in Nominal- und Präpositionalphrasen auf. Allerdings führt eine solche „Parallelsituation" (auf Anweisung etwas ausführen, ohne dies zu sehen) immer zu unklaren Situationen. Die Missverständnisse können nur durch die korrekte Formulierung der Zielstruktur beseitigt werden.

62 Zweites Kick-off zur Verdeutlichung der Akkusativmarkierung

Rahmenthema: Mika und Muka, die zwei Zwillingskatzen
Format: Geschichte, **Dauer:** +/-40', **Modalität:** Rez. und Pro.
Zielsetzung: Akkusativmarkierung mit Genusvariation in PP: nur weibliche und sächliche Möbel oder sonstige Gegenstände
Sprachmaterial: PP: unter die Tafel, unter das Pult, unter die Kiste
Material: Tweety (oder ein anderes Plüschtier), Katze, kleiner Korb, Lebensmittel, Möbel oder sonstige Gegenstände: zwei Tafeln, zwei Pulte, zwei Kisten, zwei Bücher
Setting: Stuhlkreis

Geheimnis: Der Name des Verstecks (die Tafel, das Pult) ändert dieses Mal nicht. Tweety kennt auch dieses Geheimnis: Wohin legen wir das Brot? Unter die Tafel, unter das Pult. Wir brauchen überhaupt nichts zu verändern!

Handlungsrahmen: Tweety will den Kindern noch ein Geheimnis verraten. Deshalb erzählt er ihnen noch einmal die Geschichte von der hungrigen, verspielten Katze Mika: Mika liegt in ihrem Korb auf einem Tisch und schläft. Sobald sie aufwacht, möchte sie gerne essen und spielen. Tweety hat eine Idee: Die Lebensmittel der Katze werden „ein klein wenig" versteckt. Sie werden irgendwo hingelegt: unter die Tafel, unter das Pult, unter die Kiste, unter das Buch; aber so, dass Mika sie noch „ein wenig" sehen kann.

Sobald die Katze aufwacht, ist sie sehr hungrig. Sie schaut sich um, um herauszufinden, wohin die Kinder die Lebensmittel gelegt haben: „unter die Tafel", „unter das Pult", „unter die Kiste", „unter das Buch".

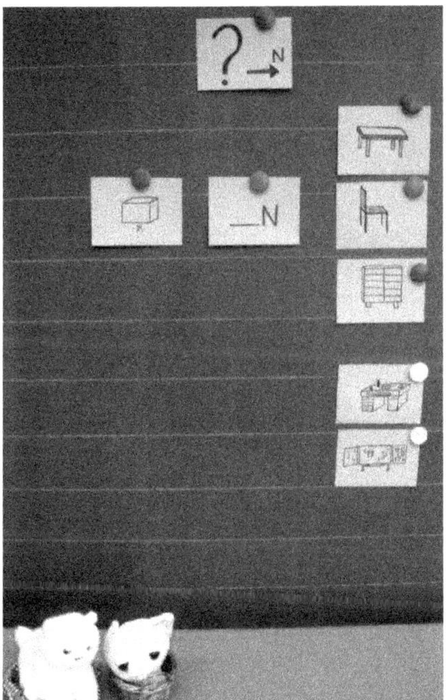

Abb. 44: Akkusativplakat mit Genusvariation (unter den Tisch/Stuhl/Schrank/unter das Pult/unter die Tafel)

Mika, die hungrige, verspielte Katze

Tweety erzählt:

„Draußen ist es bereits hell. Mika schläft immer noch. Sie schläft immer sehr lange.

Endlich! Ich glaube, dass sie den Schwanz bewegt. Und den Kopf.

Noch einmal! Den Kopf hat sie bewegt. (...) Den Schwanz hat sie auch bewegt. (...)

Sicherlich wird sie jetzt sehr bald aufwachen.

Mika ist morgens immer schlecht gelaunt, wenn sie erwacht. Dann ist sie hungrig. Und sie langweilt sich. Sie möchte gerne spielen.

Heute Morgen wird sie besonders schlecht gelaunt sein. Sie hat nichts mehr zu essen. Ihr Korb ist leer. Und sie kann nicht spielen. Ihre Freunde sind bereits fort. Ihre Freunde schlafen nicht so lange. Wir können Mika helfen! (Ideen der Kinder einsammeln.) Wir verstecken unsere Lebensmittel. Mika soll von seinem Schlafplatz aus die Lebensmittel sehen. Aber nur ein wenig.

Wir brauchen einige Verstecke. Deshalb überlegen wir, was alles in der Klasse steht:

- die Tafel (steht in der Klasse)
- das Pult (steht in der Klasse)
- die Kiste und die Kiste (steht in der Klasse)
- das Buch und das Buch (liegt in der Klasse).

Jetzt überlegen wir, wohin wir die Lebensmittel hinlegen. Ihr kennt dieses Geheimnis noch nicht. Ich verrate euch das Geheimnis jetzt. Hört gut zu!

Wenn wir dieses Mal die Lebensmittel irgendwo hinlegen, brauchen wir den Namen des Verstecks nicht zu verändern."

T (nimmt den Fisch): „Wir legen den Fisch unter / die Tafel."

T (nimmt den Apfel): „Wir legen den Apfel unter / das Pult."

„Den Salat: unter / die Kiste oder unter / die Kiste?" (T zeigt)

„Den Honig: unter / das Buch oder unter / das Buch?" (T zeigt)

„Habt ihr mein Geheimnis entdeckt?" (…)

„Das ist / die Tafel. Wohin lege ich den Fisch? Unter / die Tafel."

„Ich brauche nicht zu zaubern. Es ändert sich nichts!"

Mika bewegt sich: „Hallo Kinder! Schön, dass ihr da seid! Meine Freunde sind schon alle weg. Ich möchte gerne spielen. Und ich bin soooo hungrig! Kennt ihr nicht ein schönes Spiel?" (Reaktionen der Kinder)

„Ihr habt Lebensmittel versteckt? Und ich soll die Lebensmittel suchen? Wohin? Wohin habt ihr die Lebensmittel gelegt?" (schaut sich um)

„Unter die Tafel! Unter die Tafel habt ihr den Fisch gelegt!" (holt den Fisch)

„Unter das Pult! Unter das Pult habt ihr den Apfel gelegt!" (holt den Apfel) (…)

„Danke Kinder! Das war ein schönes Spiel. Ich möchte noch einmal spielen, ehe ich alles aufesse!"

T: „Das hat Mika sehr gefallen. Wir verstecken noch einmal die Lebensmittel. Jemand von euch übernimmt Tweetys Rolle. Ihr kennt jetzt das Geheimnis. Damit ihr wirklich daran denkt, befestigen wir die Kärtchen an der Tafel, ein Stück unter den Kärtchen vom letzten Geheimnis." (Abb. 44)

Ein Kind übernimmt jeweils die Rolle der schlafenden Katze. Es wartet im Nebenraum, bis alle Lebensmittel versteckt wurden.

Prinzipien der Kontextoptimierung

Die und das, der weibliche und sächliche Artikel, verbleiben im Akkusativkontext unverändert. Die Kinder sollen dies in diesem zweiten Kick-off entdecken. Dieser Teil der Regel wird den Kindern als „leicht" vermittelt: Wir brauchen nichts zu verändern. Wir müssen nur auf den männlichen Artikel „der" achten!

Die Verstecke sind auch dieses Mal größtenteils zweimal vorhanden. Die Verdopplung führt dazu, dass der Artikel demonstrativ verwendet werden muss:

„Unter die Kiste oder unter die Kiste?" (auf die jeweilige Kiste zeigen).

Sprechweise des Therapeuten: Die Artikel der Verstecke (die Tafel / unter die Tafel; das Pult / unter das Pult) werden besonders betont ausgesprochen.

Kürzeste Zielstruktur: Es wird vermehrt auf elliptische Äußerungen zurückgegriffen: unter die Tafel, unter das Pult.

Ausschalten von Verwirrern: In diesem zweiten Kick-off werden nur weibliche und sächliche Artikel einbezogen.

Ausschalten sprachlicher Ablenker: Die Kasusarbeit beschränkt sich weiterhin ausschließlich auf die bestimmten Artikel, und dies in reinen Akkusativkontexten.

Gespräche / wahrnehmbare Strukturen: Trotz der Bewegung (des Hinlegens, erstes Geheimnis) ändert der Artikel dieses Mal nicht.

Kommentierungen zwingend machen / Macht der Worte: Mika (die Rolle wird zuerst von T und später jeweils von einem Kind übernommen) sucht nach den Lebensmitteln und erläutert den Kindern, sobald er sie erblickt hat, wo sie hingelegt wurden, ansonsten bekommt er sie nicht und kann so seinen Hunger nicht stillen.

63 Zwei hungrige Katzen

Rahmenthema: Mika und Muka, die zwei Zwillingskatzen
Format: Parallelbauen, **Dauer:** +/-40', **Modalität:** Rez. und Pro.
Zielsetzung: Akkusativmarkierung mit Genusvariation in PP
Sprachmaterial: PP: unter die Tafel, unter das Pult
Material: zwei Katzen, zwei kleine Körbe, Sichtschutz, Lebensmittel (jeweils doppelt), Gegenstände (mit weiblichem und sächlichem Artikel): zwei Kisten, zwei Bücher …
Setting: Stuhlkreis vor den beiden Szenen

Aufgabe: Wie in Akt. 54 besteht die Aufgabe der Kinder darin, zwei identische „Szenen“ aufzurichten, nach ihren Vorstellungen, dies in Anlehnung an die vorherige Therapieeinheit. Einzige Bedingung: T gibt ihnen sein Einverständnis bei der Auswahl der Gegenstände (es werden nur Gegenstände mit weiblichem und sächlichem Artikel angenommen).

Handlungsrahmen: Die zwei Zwillingskatzen Mika und Muka schlafen beide morgens sehr lange und sind beide sehr verspielt. Eigentlich sind die beiden die besten Freunde. Muka hat allerdings ein kleines Problem. Sie sieht nicht mehr gut (bekommt einen Sichtschutz an). Aus diesem Grund ist sie auf die Hilfe ihrer Zwillingskatze angewiesen. Mika muss ihr jedes Mal verraten, wohin die Lebensmittel hingelegt werden.

Ein erstes Kind legt jeweils einen Fisch unter die zwei Kisten:
Mika springt sofort auf und nimmt „seinen“ Fisch.
Muka fragt zugleich ganz ungeduldig: „Wohin?“ („Wohin haben die Kinder den Fisch gelegt?“)

Zurück im Korb erklärt Mika ihrer Zwillingsschwester, wohin die Kinder den Fisch gelegt haben: „Unter die Kiste.“

Muka springt auf und tastet sich zu ihrer Kiste, um den Fisch zu nehmen.

Die Rollen werden mehrmals getauscht. Es können auch jeweils mehrere Lebensmittel gleichzeitig versteckt werden. Das Akkusativplakat wird zudem während des Wiederholens einbezogen.

Die Verstecke werden zuletzt auf Kärtchen gezeichnet. Das Kind, welches die Lebensmittel versteckt, zieht jeweils ein Kärtchen und erläutert mit leiser Stimme (die Katzen dürfen dies nicht hören!), wohin es die Lebensmittel verstecken wird: „Unter die Kiste.“

Als Bedingung kann prinzipiell geltend gemacht werden, dass Mika ihrer Zwillingsschwester sprachlich korrekt erklären muss, wo sie sich hintasten soll. Ist dies nicht der Fall, muss Muka so lange warten, bis Mika die korrekte Aussage anhand der Kärtchen an der Tafel fixiert und dann „gelesen“ hat.

Prinzipien der Kontextoptimierung

Professionelle Sprechweise: T übernimmt immer wieder auch eine der Rollen und hebt dann die Markierung des Akkusativs hervor: „unter das Buch“, „unter die Kiste“.

Kürzeste Zielstruktur: Genau wie beim männlichen Artikel werden auch beim sächlichen und weiblichen Artikel zuerst nur elliptische Äußerungen verwendet. Je nach Fortschritten der Kinder werden zunehmend ganze Sätze einbezogen.

Gespräche / Wahrnehmbare Strukturangebote: Unter Einbezug des Akkusativplakats wird über die sprachlichen Realisationen der Kinder reflektiert und diese werden untereinander verglichen.

64 Bingo

Rahmenthema: Mika und Muka, die zwei Zwillingskatzen
Format: Bingo, **Dauer:** +/-40', **Modalität:** Rez. und Pro.
Zielsetzung: Akkusativmarkierung mit Genusvariation in NP
Sprachmaterial: NP: den Hasen, die Kuh, das Pferd
Material: größere und kleinere Zeichenblätter, Wasserfarben, Filzstifte
Setting: Die Kinder sitzen an den Tischen.

Aufgabe: Jedes Kind malt eine bestimmte Szene auf ein größeres Blatt, z. B. einen Wald, einen Bauernhof oder einen Garten (großflächig mit Wasserfarben, Abb. 46).
Handlungsrahmen: Anschließend werden einige Tiere ausgewählt:

Wen nehmen wir?
Den Hasen. Den Hirsch. Das Kaninchen. Die Ente.

Zwölf Tiere werden bestimmt und als Spielfiguren gut sichtbar hingestellt.

T malt jeweils (ganz schematisch) eins der ausgewählten Tiere auf ein Kärtchen, mit Hervorhebung eines markanten Merkmals: das Geweih des Hirsches oder der lange Schwanz des Eichhörnchens.

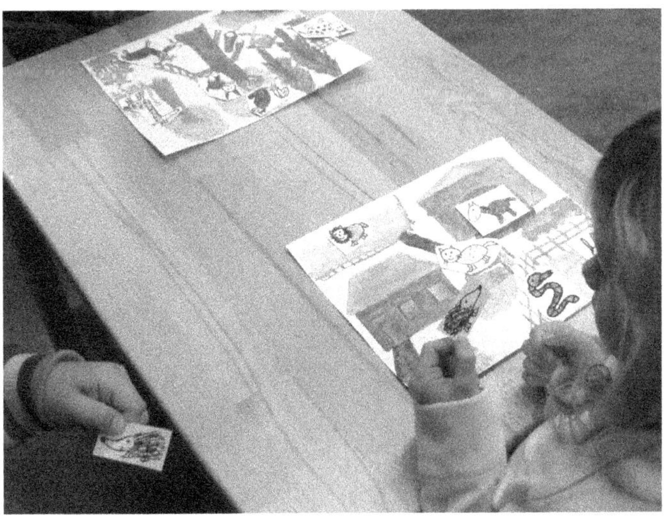

Abb. 45: Der Igel wird aus dem Sack genommen.

Während des Malens raten die Kinder:

> Wen male ich?
> Den Hirsch. Das Eichhörnchen.

Jedes Kind malt dann auf sechs kleinere Kärtchen sechs der zwölf Tiere (freie Auswahl). Diese werden auf das große Bild gelegt, also in den Wald, in den Bauernhof oder in den Garten.

Das Spiel kann beginnen und eignet sich sowohl für die Gruppen- als auch für die Einzeltherapie. Die zwölf Kärtchen des T werden in einem Sack versteckt. Es wird jeweils ein Tier von einem Kind aus dem Sack genommen:

> Wen hast du?
> Den Igel.

Alle Igel werden dann auf den „Bildern" umgedreht (sie verstecken sich). Gewonnen hat das Kind, dessen Tiere sich zuerst alle versteckt (umgedreht) haben.

65 Versteckspiele

Rahmenthema: Mika und Muka, die zwei Zwillingskatzen
Format: Versteckspiel, **Dauer:** +/-40', **Modalität:** Pro.
Zielsetzung: Akkusativmarkierung mit Genusvariation in NP und PP
Sprachmaterial: NP: den Hasen, die Kuh, das Pferd ; PP: neben den Baum, auf die Scheune, vor das Haus.
Material: die gemalten Bilder und die zwölf gemalten Tiere (Akt. 64)
Setting: Halbkreis

Aufgabe: Die Kinder sollen jeweils zwei der gemalten Bilder auswählen (z. B. einen Wald und einen Bauernhof, Abb. 46) und dazu Tiere bestimmen, die ihrer Meinung nach gut in den abgebildeten Lebensraum passen.
Handlungsrahmen: Die beiden ausgewählten Bilder hängen nebeneinander an der Tafel oder liegen gut sichtbar in der Mitte des Kreises, genau wie die ausgewählten Tiere:

> Wen nehmen wir?
> Den Hirsch. Das Kaninchen. Die Schlange.

Die Tiere werden dann ins Bild „integriert":

> Wohin stellen wir den Hirsch / das Kaninchen / die Schlange?
> Neben den Baum / hinter die Scheune / auf die Schaukel.

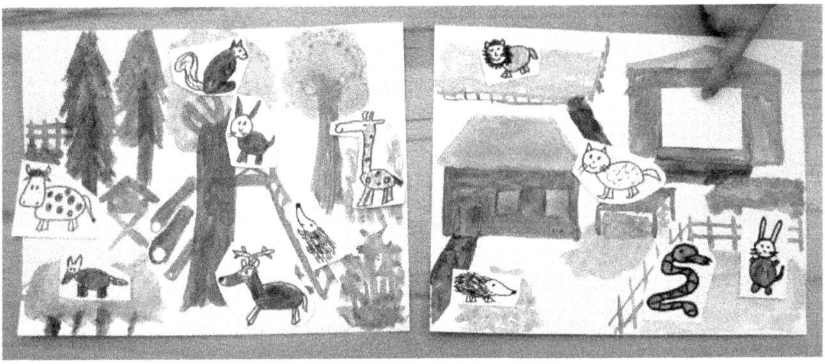

Abb. 46: Etwa 6 Tiere werden in jedes Bild „integriert“

Nun schließen die Kinder die Augen. Ein Kind dreht eines der Tiere auf einem Bild um (Abb. 46, rechts oben):

> Wen habe ich versteckt?
> Die Kuh.

Das entsprechende Tier erscheint erneut, zur Kontrolle (Umdrehen des Bildes). Als Abwechslung kann ein Tier aus dem Bild entfernt und in einem Tastsack versteckt werden:

> Wen habe ich versteckt?
> Den Hirsch.
> Wohin stelle ich den Hirsch?
> Neben den Baum.

Auch können zwei Tiere ihre Plätze tauschen oder ein „falsches“ Tier kann erscheinen.

In einer letzten Sequenz werden die Tiere jeweils zur Kontrolle umgedreht, dann jedoch wieder verdeckt hingelegt. Können sich die Kinder alle verschwundenen Tiere merken:

> Wen habe ich hier versteckt? (zeigt nacheinander auf verschiedene Tiere)
> Den Hirsch. Das Kaninchen. Die Schlange.

66 Rollspiel

Rahmenthema: Mika und Muka, die zwei Zwillingskatzen
Format: Rollspiel, **Dauer:** +/-40‘, **Modalität:** Rez. und Pro.
Zielsetzung: Akkusativmarkierung mit Genusvariation in NP und PP

Sprachmaterial: NP: den Hasen, die Kuh, das Pferd; PP: neben den Baum, auf die Scheune, vor das Haus
Material: Bausteine, Tiere als Spielfiguren, kleiner Ball, die gemalten Bilder und Tiere
Setting: Die Kinder sitzen an den Tischen.

Aufgabe: Die Kinder richten eine der gemalten Szenen anhand von Bausteinen und konkreten Spielfiguren (Tieren) auf (den Bauernhof in Abb. 47).
Handlungsrahmen: Während des Aufrichtens werden NP und PP mit Genusvariation evoziert:

> Wen nehmen wir?
> Den Hund. Die Katze. Das Kaninchen.
> Was bauen wir?
> Den Baum. Die Scheune. Das Haus.
> Wohin stellen wir den Hund?
> Neben den Baum. In die Scheune. Vor das Haus.

Die PP werden systematisch evoziert, wenn zusätzlich die Kärtchen mit den verschiedenen Präpositionen eingesetzt werden. Ein Kind zieht ein Kärtchen (z. B. „neben") und sagt einem zweiten Kind, wohin dieses sein ausgewähltes Tier hinstellen muss:

> Wohin stelle ich den Hund?
> Neben den Baum / neben die Scheune / neben das Haus.

Nach dem Aufrichten wird die Szene als „Bingo" genutzt. Jedes Kind legt seine sechs gemalten Tiere auf sein großes Bild. Ziel ist es nun, die Tiere so schnell wie möglich zu verstecken (umzudrehen). Ein Tier kann umgedreht

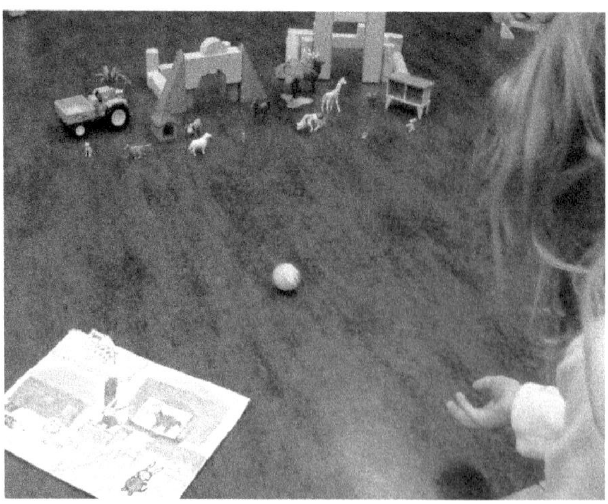

Abb. 47:
„Wen rollst du um?"
„Den Fuchs!"

werden, wenn eines der Tiere auf dem errichteten Bauernhof mit einem Ball „umgerollt" wird (Abb. 47). Der Reihe nach nehmen die Kinder einen kleinen Ball und versuchen, ein Tier in der errichteten Szene „umzurollen". Vor dem Rollen des Balles wird gefragt:

> Wen rollst du um?
> Den Hund.

Die Regeln können beliebig ändern: Jedes umgerollte Tier „zählt". Nur das Tier „zählt", welches vorher vom Kind genannt wurde. Ein falsches Tier umrollen bedeutet, dass erneut ein Tier auf das Bild des entsprechenden Kindes gelegt wird.

Bello und Hugo, die zwei Hunde (Einheiten 67–80)

67 Erstes Kick-off zur Verdeutlichung der Dativmarkierung

Rahmenthema: Bello und Hugo, die zwei Hunde
Format: Geschichte, **Dauer:** +/-40', **Modalität**: Rez.
Zielsetzung: Dativmarkierung ohne Genusvariation in PP
Sprachmaterial: PP: unter dem Tisch, unter dem Stuhl, unter dem Schrank
Material: Tweety (oder ein anderes Plüschtier), Bello, kleiner Korb, Lebensmittel, Möbel (mit männlichem Genus): zwei Tische, zwei Stühle, zwei Schränke, zwei Teppiche
Setting: Stuhlkreis

Geheimnis: Wir müssen den Namen des Verstecks (der Tisch, der Stuhl, der Schrank) ein klein wenig verändern, wenn dort etwas liegt. Tweety kennt das Geheimnis des neuen Namens: unter de<u>m</u> Tisch, unter de<u>m</u> Stuhl, unter de<u>m</u> Schrank.
Handlungsrahmen: Tweety kennt noch ein Geheimnis. Er erzählt den Kindern die Geschichte vom stets hungrigen Hund Bello.

Bello, der hungrige Hund
„Bello hat fast immer Hunger! In seinem Korb liegen deshalb viele Leckereien. Allerdings geschehen in der Nacht, wenn er schläft, oft merkwür-

dige Dinge. Seine Leckereien verschwinden aus seinem Korb! Morgens, wenn er aufwacht, ist sein Korb leer! Und die Leckereien liegen irgendwo in seinem Zimmer, gut versteckt! Er kann sie von seiner Decke aus nicht sehen. Und dann muss er sich auf die Suche machen. Mit leerem Magen!

Auch heute schläft Bello friedlich auf seiner Decke. Plötzlich schaut jemand zur Tür herein. Habt ihr sie erkannt? Natürlich, es ist die verspielte Katze Mika! Was hat Mika vor?

Mika schleicht auf Zehenspitzen zum Korb, nimmt eine Leckerei nach der anderen und versteckt sie irgendwo im Zimmer. Dann macht sie sich grinsend aus dem Staub.

Wo liegen die Leckereien?

Unter dem Tisch, unter dem Stuhl, unter dem Schrank.

Bello wacht auf. Sein erster Blick geht zum Korb:

Nein! Meine Leckereien sind schon wieder weg! Und ich habe so einen Bärenhunger! Wo sind meine Leckereien? Wo ist der Knochen?" (Abb. 48)

Die Kinder sollen Bello (B) helfen:

K: „Unter dem Tisch!"

B: „Unter dem Tisch / oder / unter dem Tisch?" (zeigt jeweils auf einen Tisch)

K: „Unter dem Tisch."

B: „Wo ist der Apfel?"

K: „Unter dem Stuhl!"

B: „Unter dem Stuhl / oder / unter dem Stuhl?" (zeigt jeweils auf den entsprechenden Stuhl)

Nachdem die Leckereien alle gefunden wurden und ein zufriedener Bello in gieriger Erwartung seinen vollen Korb bewundert, fragt Tweety die Kinder, ob sie sein Geheimnis entdeckt haben. Wenn die Leckereien irgendwo liegen, dürfen wir nicht „der" oder „den" sagen, sondern „dem":

„Wo liegt der Knochen?" „Unter dem Tisch ... liegt der Knochen."

„Wo liegt der Apfel?" „Unter dem Stuhl ... liegt der Apfel."

Auch dieses Geheimnis wird an der Tafel fixiert (Abb. 49).

Prinzipien der Kontextoptimierung

Rezeption: Die Dativmarkierung wird zu Beginn einzig und allein anhand des bestimmten Artikels der verdeutlicht (keine Genusvariation). Der männliche Artikel wird im Dativkontext zu dem. Die und das, also der weibliche und der sächliche Artikel, werden zu der und dem. Die Kinder sollen dies im zweiten Kick-off entdecken, und zwar dann, wenn die neue Form „dem" korrekt umgesetzt wird.

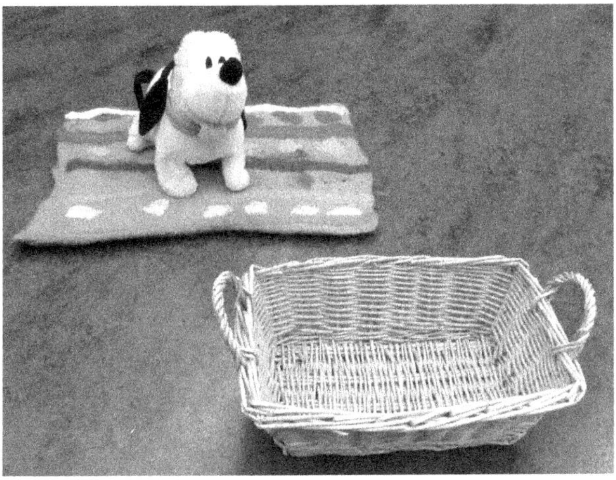

Abb. 48: „Wo sind meine Leckereien?“

Auch die Dativmarkierung wird den Kindern anhand eines Geheimnisses verdeutlicht. Liegt ein Gegenstand an einem bestimmten Platz, dann ist die Dativmarkierung zwingend. Im Gegensatz zum Dynamischen beim Akkusativ stellt der Dativ das Statische dar: „Wo befinden sich die Gegenstände?“ Wird die Frage „Wo?“ gestellt, ändert das Versteck auch ein klein wenig seinen Namen.

Die Möbel sind doppelt vorhanden, sodass der Artikel demonstrativ verwendet werden muss:

„Unter dem Stuhl oder unter dem Stuhl“ (auf den jeweiligen Stuhl zeigen).

Sprechweise des Therapeuten: Die Dativmarkierung wird besonders betont ausgesprochen: unter demmm Tisch, unter demmm Stuhl, indem v. a. das / m / lang gezogen wird.

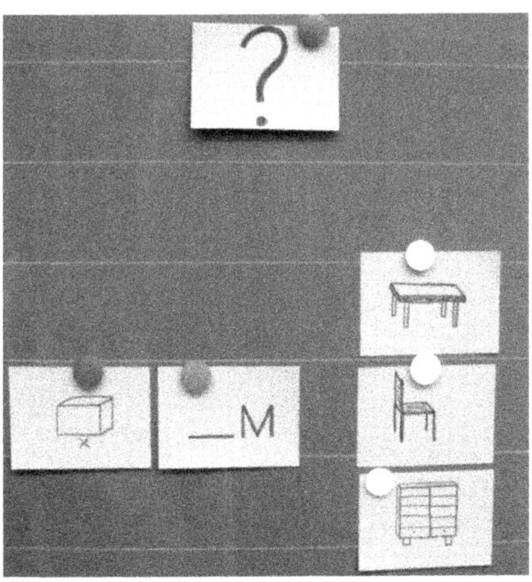

Abb. 49: Dativplakat mit männlichem Artikel

Kürzeste Zielstruktur: Auch in der Dativtherapie wird zu Beginn auf elliptische Äußerungen zurückgegriffen: unter dem Stuhl, unter dem Tisch. Später werden ganze Sätze gebildet.
Ausschalten von Verwirrern: Während der ersten Therapieeinheiten werden nur männliche Artikel im Dativkontext verwendet. Erst nach dem zweiten Kick-off werden die weiblichen und sächlichen Artikel einbezogen.
Ausschalten sprachlicher Ablenker: Die Dativarbeit beschränkt sich genau wie die Akkusativarbeit auf die bestimmten Artikel.
Gespräche/wahrnehmbare Strukturen: Das Statische wird beim Dativ genauso zum Bestandteil des Geheimnisses wie das Dynamische beim Akkusativ. Der Artikel ändert sich, wenn irgendwo etwas „unbeweglich" liegt: Wo?

Das Dativplakat wird in Anlehnung an das Akkusativplakat zusammengestellt. Der große Unterschied wird allerdings darin bestehen, dass sich sowohl der männliche als auch der weibliche und der sächliche Artikel ändern.
Zwingende Kontexte schaffen: Der arme, hungrige Hund, der von den Katzen überlistet wurde, möchte gerne schnell etwas essen. Die Kinder wissen, wo sich die Leckereien befinden und helfen ihm.

68 Zwei hungrige Hunde

Rahmenthema: Bello und Hugo, die zwei Hunde
Format: Geschichte, **Dauer:** +/-40', **Modalität:** Rez. und Pro.
Zielsetzung: Dativmarkierung ohne Genusvariation in PP
Sprachmaterial: PP: unter dem Tisch, unter dem Stuhl, unter dem Schrank
Material: Tweety (oder ein anderes Plüschtier), Bello, Hugo, Ohrenklappen, zwei kleine Körbe, Lebensmittel, Möbel (männlich): zwei Tische, zwei Stühle, zwei Schränke, zwei Teppiche
Setting: Stuhlkreis

Aufgabe: Die Aufgabe der Kinder besteht darin, ein Haus nach ihren Vorstellungen einzurichten, dies in Anlehnung an die vorherige Therapieeinheit. Einzige Bedingung: T gibt den Kindern sein Einverständnis bei der Auswahl der Möbel (es werden nur Möbel mit männlichem Artikel angenommen).
Handlungsrahmen: Die zwei Hunde Bello (B) und Hugo (H) sind die allerbesten Freunde. Hugo hat allerdings ein kleines Problem: Er hört nicht mehr gut (Ohrenklappen anziehen). Und beide haben noch ein Problem: Sie haben „Dauerhunger". Jeder der beiden hat einen Korb, mit

denselben Leckereien. Allerdings treibt jede Nacht ein unbekanntes Wesen seinen Unfug:

Die beiden Hunde schlafen in ihrem Korb. Mika erscheint und versteckt die Leckereien beider Hunde. Am Morgen helfen die Kinder beim Suchen:

> B: Wo ist der Knochen?
> K: Unter dem Tisch. (zeigt)
> H: Wo ist der Knochen? Könnt ihr lauter sprechen? Ihr wisst doch, dass ich nicht so gut hören kann!
> K: Unter dem Tisch. (zeigt)

Die beiden Hunde sammeln auf diese Weise ihre Lebensmittel ein.

Kurze Zeit später erscheint Mika erneut an der Tür. Sie will wissen, ob die Hunde die Leckereien alle gefunden haben. Sie verrät aber nicht, dass sie diese versteckt hat: „Hallo Bello. Hallo Hugo. Seid ihr schon wach?"

Bello und Hugo erzählen Mika ihre Geschichte. Mika fragt immer kopfschüttelnd zwischendurch:

> Wo lag der Knochen? Wo lag der Apfel?
> Unter dem Tisch. Unter dem Stuhl.

Die Kinder übernehmen anschließend die Rolle der beiden Hunde. Progressiv werden aus elliptischen Äußerungen ganze Sätze:

> Wo ist der Knochen?
> Er liegt unter dem Tisch.

69 Bellos Einkäufe

Rahmenthema: Bello und Hugo, die zwei Hunde
Format: Sortieren, **Dauer:** +/-30‘, **Modalität:** Rez. + Pro.
Zielsetzung: Dativmarkierung ohne Genusvariation in PP
Sprachmaterial: PP: in dem Kleiderschrank, in dem Kühlschrank, auf dem Regal, auf dem Tisch
Material: Bello, Hugo, „Kleiderschrank", „Kühlschrank", „Küchenschrank", Tisch, Einkaufskorb, Lebensmittel, Kleider, Dekorationsartikel, Teller und Geschirr, digitaler Fotoapparat
Setting: Stuhlkreis

Aufgabe: Die Kinder überlegen, wo die Gegenstände, die man einkaufen kann, zu Hause untergebracht sind: Die Kleider sind im Kleiderschrank.

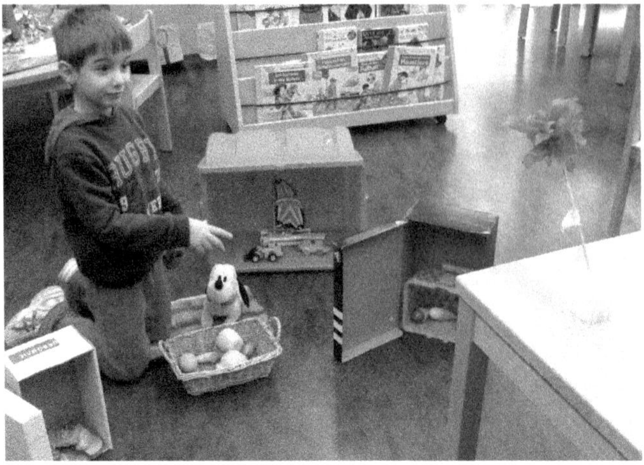

Abb. 50: „Wo steht das Auto?“

Die Milch ist im Kühlschrank. Der Teller steht im Küchenschrank. Die Kinder stellen, nach ihren Vorstellungen, diese „Orte“ zusammen. Angenommen werden nur solche, die einen männlichen Artikel haben.
Handlungsrahmen: Bello kommt mit einem großen Einkaufskorb nach Hause. Er hat viel eingekauft. Er war lange unterwegs, ist deshalb müde und fällt erschöpft auf seine Decke. Umso glücklicher ist er, als Hugo ihm anbietet, beim Ausräumen zu helfen:

H: Wo steht die Milch?
B: In dem Kühlschrank.
H: Wo steht die Vase?
B: Auf dem Tisch.

Während des Einräumens sind auch die Kinder behilflich: Wo steht normalerweise die Milch, die Vase …

Beim Wiederholen des Rollenspiels übernimmt jeweils ein Kind Bellos Rolle. Sicher kann es sich noch an das Allermeiste erinnern (Abb. 50).

Hugo ist von Bellos Ordnung begeistert. Er hat eine Idee (Einheit 70) und schießt mit seinem Fotoapparat ein Bild von den eingeräumten Gegenständen.

Prinzipien der Kontextoptimierung

Gespräche/wahrnehmbare Strukturen: Die Kontrastierung der Dativmarkierung „dem“ wird mit der Nominativmarkierung „der“ vorgenommen.

T: Was steht im Zimmer:
K: Der Küchenschrank, der Kleiderschrank …

T: Wo steht der Teller? Wo liegt die Hose?
K: In dem Küchenschrank. In dem Kleiderschrank.

Häufig wird zu diesem frühen Zeitpunkt der Dativtherapie die Akkusativmarkierung auf Dativkontexte übertragen. Die fehlerhaften Übergeneralisierungen werden mit der korrekten Dativmarkierung kontrastiert:

T: Wo steht der Teller:
K: In den Kleiderschrank.
T: In dem Kleiderschrank. (verweist auf das Dativplakat, welches neben dem Akkusativplakat hängt, und greift die Kick-off-Geschichte als Basis kurzer fokussierender Gespräche auf).

Die Realisationen der Kinder werden auch untereinander verglichen, um die korrekte Markierung hervorzuheben.
Ausschalten von Verwirrern: In dieser frühen Phase der Dativtherapie wird auf sprachliche Verwirrer wie „im Schrank“ verzichtet. Die dreigliedrige Darstellung auf dem Dativplakat „in dem Schrank“ wird strikt eingehalten. Erst zu einem späteren Zeitpunkt können solche Besonderheiten der deutschen Sprache zum Reflexionsgegenstand werden.
Kommentierungen zwingend machen/zwingende Kontexte: Bello fällt ins Sofa, ist zu erschöpft, um selbst einzuräumen, weiß aber ganz allein, wo die Gegenstände hingehören.

70 Hugos Unordnung

Rahmenthema: Bello und Hugo, die zwei Hunde
Format: Sortieren, **Dauer:** +/-20‘, **Modalität:** Rez. und Pro.
Zielsetzung: Dativmarkierung ohne Genusvariation in PP
Sprachmaterial: PP: in dem Kleiderschrank, in dem Kühlschrank, auf dem Regal, auf dem Tisch
Material: Bello, Hugo, „Kleiderschrank“, „Kühlschrank“, „Küchenschrank“, Einkaufskorb, Lebensmittel, Kleider, Dekorationsartikel, Teller und Geschirr, digitales Bild
Setting: Stuhlkreis

Aufgabe: Bello ist von Hugos Hilfsbereitschaft begeistert, und will am nächsten Tag jetzt auch bei Hugo Ordnung schaffen. Die Kinder stellen ähnliche Möbel zusammen wie in Akt. 69, beispielsweise einen „Kleiderschrank“ oder einen „Kühlschrank“.

Handlungsrahmen: Nachdem Hugo seinem Freund Bello geholfen hat (Akt. 69), bietet Bello Hugo an, ihm auch zu helfen. Hugo hat auch einen Tisch, einen Kleiderschrank, einen Kühlschrank und einen Küchenschrank. Allerdings ist nichts eingeräumt. Hugos Sachen liegen alle in einem großen Korb. Bello will jetzt auch bei Hugo Ordnung schaffen! Die Kinder sowie das digitale Foto am PC werden ihm dabei behilflich sein:

Hugo: Wo steht die Milch?
K: In dem Kühlschrank.
Hugo: Wo steht die Vase?
K: Auf dem Regal.

Im Anschluss ans Aufräumen werden Kim-Spiele durchgeführt: Einen Gegenstand entfernen, zwei Gegenstände vertauschen oder einen „Eindringling“ (neuen bzw. falschen Gegenstand) hinstellen.

71 Geht der Drache leer aus?

Rahmenthema: Bello und Hugo, die zwei Hunde
Format: Kartenspiel, **Dauer:** +/-40‘, **Modalität:** Rez. und Pro.
Zielsetzung: Dativmarkierung ohne Genusvariation in PP
Sprachmaterial: PP: in dem Kleiderschrank, in dem Kühlschrank, auf dem Regal, auf dem Tisch
Material: Bello, Hugo, „Kleiderschrank“, „Kühlschrank“, Regal, „Küchenschrank“, Einkaufskorb, Lebensmittel, Kleider, Dekorationsartikel, Teller und Geschirr, Kärtchen, Leintuch, Drache mit Korb
Setting: Stuhlkreis neben Hugos Haus

Aufgabe: Die Kinder zeichnen Hugos Gegenstände auf Kärtchen.
Handlungsrahmen: Hugo ist überzeugt, dass er jetzt genau weiß, wo sich seine Gegenstände befinden. Die Kinder wollen dies überprüfen. Sie zeichnen die verschiedenen Gegenstände auf Kärtchen. Diese werden gemischt und verdeckt als Stapel in die Mitte des Stuhlkreises gelegt. Hugos Haus mit den Gegenständen wird dann unter einem Leintuch versteckt. Die erste Karte (z. B. die Vase) wird vom Stapel genommen:

K: Wo ist die Vase?
H: Auf dem Tisch.

Das Leintuch wird kurz entfernt, um die Antwort zu überprüfen. Ist sie korrekt, darf das jeweilige Kind den Gegenstand auf einen „gemeinsamen“ Tisch legen. Ist die Antwort nicht korrekt, kommt der böse Drache angeflogen, nimmt sich den Gegenstand und legt ihn in seinen Korb.

Schaffen es die Kinder, dass der Drache leer ausgeht?

Zum Schluss werden die Kinder befragt, ob sie sich erinnern können, was der Drache „geklaut“ hat, was demnach im Korb liegt:

T: Wo liegt die Tasse?
K: Auf dem Tisch. Oder: In dem Korb (des Drachens).

Prinzipien der Kontextoptimierung

Auch während des Aufzeichnens präsentiert T vermehrt Präpositionalergänzungen:

Wir zeichnen zuerst die Gegenstände, die in de<u>m</u> Schank stehen.
Wer erinnert sich, was in de<u>m</u> Schrank steht?
Steht noch etwas in de<u>m</u> Schrank?
Wo steht die Tasse? Auf de<u>m</u> Tisch oder in de<u>m</u> Schrank?

72 Geburtstagsüberraschung

Rahmenthema: Bello und Hugo, die zwei Hunde
Format: Sortieren, **Dauer:** +/-20', **Modalität:** Rez. und Ref.
Zielsetzung: Dativmarkierung ohne Genusvariation in NP
Sprachmaterial: dem Hund
Material: Bello, Hugo, zwei Körbe, Spielsachen (alle doppelt), Lastwagen, Tweety
Setting: Stuhlkreis um die beiden „Häuser“

Aufgabe: Die Kinder suchen im Klassensaal nach jeweils zwei gleichen Spielsachen (z. B. zwei Autos, zwei Puppen, zwei Bälle).
Handlungsrahmen: Bello und Hugo schlafen bei sich zu Hause in ihren „Betten“. Mitten in der Nacht erscheint ein großer Lastwagen mit vielen Spielsachen. Aus dem Lastwagen steigt der genervte Tweety aus:

Kinder, ihr müsst mir helfen! In diesen zwei Häusern wohnen zwei Hunde. Beide haben morgen Geburtstag. Ich soll ihnen diese Geschenke vorbeibringen. Alle Geschenke sind doppelt. Die beiden sollen aber keinen Streit bekommen. Jeder soll genau dieselben Spielsachen erhalten. Ihr müsst mir helfen, die Spielsachen zu verteilen.

Tweety nimmt die erste Spielsache (z. B. die Taschenlampe):

Wem gebe ich die Lampe? Dem Hund (zeigt) oder dem Hund (zeigt)?
K: Dem Hund. (zeigt)

Gebrauchen die Kinder die Namen der Hunde, so gibt sich Tweety noch genervter: Ich kenne die beiden Hunde nicht. Zeigt einfach auf den Hund: „Dem Hund“ (zeigt) „oder dem Hund“ (zeigt). „Ich bin zu müde, um mir die Namen zu merken.“

Als Variante verschwindet jeder Gegenstand sofort nach dessen Zuweisung in einem der zwei Briefkästen (zwei größere Kisten). Die Kinder müssen sich dadurch genau merken, welcher Hund welchen Gegenstand bereits bekommen hat.

73 Geburtstagsspiel

Rahmenthema: Bello und Hugo, die zwei Hunde
Format: Domino, **Dauer:** +/-40‘, **Modalität:** Rez. und Pro.
Zielsetzung: Dativmarkierung ohne Genusvariation in NP
Sprachmaterial: dem Hund
Material: Bello, Hugo, einige Tiere (mit männlichem Artikel): der Hase, der Esel, der Elefant, der Hirsch, Lebensmittel und Spielsachen
Setting: Die Kinder sitzen um einen runden Tisch.

Aufgabe: Die Kinder erstellen ein Dominospiel mithilfe von kleinen Kärtchen, die, durch einen Strich gekennzeichnet, aus zwei Hälften bestehen. Die verteilten Spielsachen und Lebensmittel (kurze Geschichte unter „Handlungsrahmen“) dienen als Ausgangspunkt des Dominos. Auf jedes in zwei geteilte Kärtchen wird links eines der Tiere und rechts ein beliebiger Gegenstand gemalt. Jeder Gegenstand soll zum Schluss einmal aufgezeichnet worden sein. Die vier Tiere müssen in gleicher Anzahl im Dominospiel vorkommen.

Bereits während des Erstellens des Dominos werden die Zielstrukturen durch den variationsreichen Gebrauch der Modellierungstechniken häufig präsentiert und evoziert:

> Wem gehört der Ball?
> Gehört der Ball dem Hasen oder dem Esel?

Handlungsrahmen: Am Morgen ist die Überraschung groß (Akt. 72), v. a. als es kurze Zeit später auch noch an der Tür klingelt. Hugos und Bellos Freunde sind gekommen, um den beiden zum Geburtstag zu gratulieren. Die beiden Hunde wollen gemeinsam mit ihren Freunden spielen. Darum verteilen sie ihre Spielsachen an die Freunde und gleichzeitig auch ein paar Leckereien.

Die verteilten Spielsachen und Lebensmittel dienen als Ausgangspunkt des oben beschriebenen Dominos. Die 4 Tiere mit deren zugewiesenen

Spielsachen und Lebensmitteln verbleiben während des Spiels auf einem zweiten Tisch.

Während des Dominospiels werden Gegenstände und Tiere korrekt zusammengelegt:

> Wem gehört die Orange?
> Dem Elefanten (gehört die Orange).
> Wem gehört der Bagger?
> Dem Hasen (gehört der Bagger).

Zum Schluss wird ein Foto der vier Tiere mit ihren Spielsachen und Lebensmitteln gemacht (Akt. 75).

74 Angelspiel

Rahmenthema: Bello und Hugo, die zwei Hunde
Format: Angelspiel, **Dauer:** +/-30', **Modalität:** Rez. und Pro.
Zielsetzung: Dativmarkierung ohne Genusvariation in NP
Sprachmaterial: dem Hasen, dem Elefanten
Material: Bello, Hugo, vier Tiere (mit männlichem Artikel): der Hase, der Esel, der Elefant, der Hirsch, Nahrungsmittel und Spielsachen
Setting: Die Kinder sitzen um einen runden Tisch.

Aufgabe: Die Zusammenstellung des Angelspiels führt bereits zum häufigen Gebrauch der Nominalphrasen im Dativ: Ich male das Flugzeug. Wem gehört das Flugzeug? Dem Hasen.

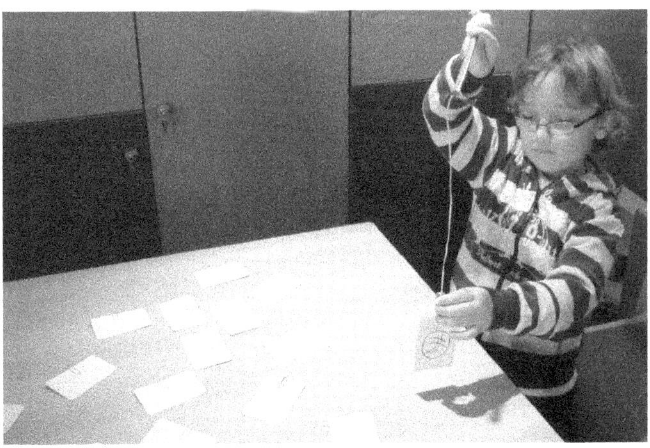

Abb. 51: „Wem gehört der Ball?“

Handlungsrahmen: Die 4 Freunde Hase, Hirsch, Elefant und Esel (Akt. 73) sitzen mit ihren Gegenständen gut sichtbar vor den Kindern. Die Kinder malen die Spielsachen und Leckereien der vier Freunde auf kleine Kärtchen und befestigen jeweils eine Büroklammer daran. Die Kärtchen werden dann verdeckt in die Mitte des Tisches gelegt. Die Kinder übernehmen die Rolle der vier Freunde und werden in vier Gruppen eingeteilt. In der Einzeltherapie übernehmen beide Mitspieler die Rolle von zwei Tieren.

Das erste Kind „fischt" ein Kärtchen (z. B. den Ball).

> Bello: Wem gehört der Ball?
> K: Dem Hasen.

Hat das Kind (oder die Gruppe) selbst die Rolle des Hasen, darf es das Bild behalten. Ansonsten kommt dieses verdeckt zurück in die Mitte des Tisches. Natürlich können und sollen die anderen Kinder dann überlegen, ob sie den Ball „brauchen".

Auch in diesem Spiel kann der böse Drache einbezogen werden. Wird zum Beispiel eines der zusätzlichen Bilder (z. B. mit dem Motiv eines Feuerballs) „gefischt", so klaut der Drache eine Karte des entsprechenden Tieres und wirft diese verdeckt zurück auf den Tisch. Als Variante kann man auch so lange fischen, wie man eigene Bilder aufdeckt.

75 Pustespiel

Rahmenthema: Bello und Hugo, die zwei Hunde
Format: Pustespiel, **Dauer:** +/-40', **Modalität:** Rez. und Pro.
Zielsetzung: Dativmarkierung ohne Genusvariation in NP
Sprachmaterial: dem Hasen, dem Elefanten
Material: Bello, Hugo, einige Tiere (mit männlichem Artikel): der Hase, der Esel, der Elefant, der Hirsch, Nahrungsmittel und Spielsachen, Baukasten oder dergleichen, Foto aus Einheit 73
Setting: Die Kinder sitzen um einen länglichen Tisch.

Aufgabe: Das Labyrinth wird von den Kindern zusammengestellt, mit Baukasten, Schachteln oder sonstigen Spielsachen (Abb. 52).
Handlungsrahmen: Im Labyrinth sitzen die vier Tiere, der Hase, der Esel, der Elefant und der Hirsch, auf größeren Brücken. Die Spielsachen und Lebensmittel der Tiere befinden sich in einem Tastsack (unten neben dem Tisch in Abb. 52).

Das erste Kind zieht einen Gegenstand aus dem Tastsack:

> Hugo: Wem gehört das Segelboot?
> K: Dem Elefanten. (auf dem Foto aus Akt. 73 wird kontrolliert)

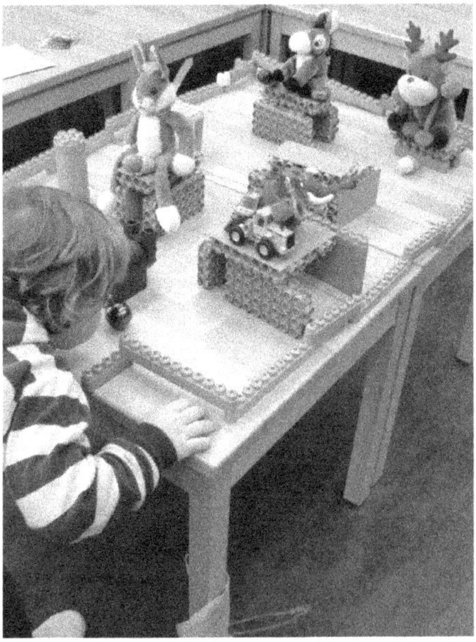

Abb. 52: Blasen des Balls durch das Labyrinth

Von der „Eingangstür" des Labyrinths aus wird ein kleiner Ball (z. B. eine Styroporkugel) durch das Labyrinth unter die Brücke des Elefanten geblasen. Dann darf dieser die „Leckerei" oder das Spielzeug zu sich nehmen.

Das Pustespiel kann ganz unterschiedlich gestaltet werden: Wer hat zuerst seine Gegenstände? Wer bläst die Kugel am schnellsten durch das Labyrinth? Der erwünschte Gegenstand muss ertastet werden! (...)

76 Zweites Kick-off zur Verdeutlichung der Dativmarkierung

Rahmenthema: Bello und Hugo, die zwei Hunde
Format: Geschichte, **Dauer:** +/-30', **Modalität:** Rez.
Zielsetzung: Dativmarkierung ohne Genusvariation in PP (weibliche Nomen)
Sprachmaterial: PP: unter der Tafel, unter der Kiste
Material: Tweety (oder ein anderes Plüschtier), Bello, kleiner Korb, Lebensmittel, „Möbel" (mit weiblichem Genus): die Kiste, die Tafel, die Decke
Setting: Stuhlkreis

Geheimnis: Die Namen verschiedener Verstecke werden in „der" verwandelt, wenn dort etwas liegt: die Tafel / unter der Tafel; die Kiste / unter der Kiste.

Handlungsrahmen: Tweety kennt noch ein letztes Geheimnis. Er erzählt den Kindern noch einmal die Geschichte vom stets hungrigen Hund Bello.

Bello, der hungrige Hund

„Bello liegt wieder auf dem Teppich und schläft, mit den vielen Leckereien in seinem Korb. Plötzlich schaut erneut jemand zur Tür herein: die verspielte, listige Katze Mika! Wisst ihr noch, was sie vorhat?

Mika schleicht auf Zehenspitzen zum Korb, nimmt eine Leckerei nach der anderen aus dem Korb und versteckt sie irgendwo im Zimmer:

unter der Tafel, unter der Kiste, unter der Decke.

Grinsend macht sie sich aus dem Staub. Kurze Zeit später wacht Bello auf.

Wo / sind meine Leckereien? Wo / ist der Knochen?"

Die Kinder helfen Bello:

„Unter der Kiste!"

Bello: „Unter der Kiste oder unter der Kiste?" (zeigt jeweils)

Nachdem die Leckereien alle gefunden wurden, wird das Geheimnis gelüftet und an der Tafel fixiert, wobei der untere Gegenstand (die Tafel) einen weiblichen Artikel hat (Abb. 53). Tauchen solche Markierungen im Laufe der verschiedenen Aktivitäten auf, wird auf dieses Beispiel auf dem Plakat verwiesen, mit dem Hinweis, dass manchmal auch „der" gesagt werden muss, ohne allerdings systematisch darauf einzugehen (im Sinne von: aus „die" wird „der").

Die Lebensmittel werden mehrmals versteckt, wobei die Kinder die unterschiedlichen Rollen übernehmen. Das Dativposter wird konsequent einbezogen.

Prinzipien der Kontextoptimierung

Rezeption: Im Mittelpunkt der Dativregel sollte die Markierung im Männlichen und Sächlichen stehen. Die zwei Fragen „Wo?" und „Wem?" führen zu „dem". Taucht ein weiblicher Artikel auf, so wird darauf verwiesen, dass man manchmal „der" sagen muss: unter der Kiste, unter der Tafel.

Die Verstecke sind auch dieses Mal größtenteils zweimal vorhanden. Die Verdopplung führt dazu, dass der Artikel demonstrativ verwendet werden muss: „unter der Kiste oder unter der Kiste" (auf die jeweilige Kiste zeigen).

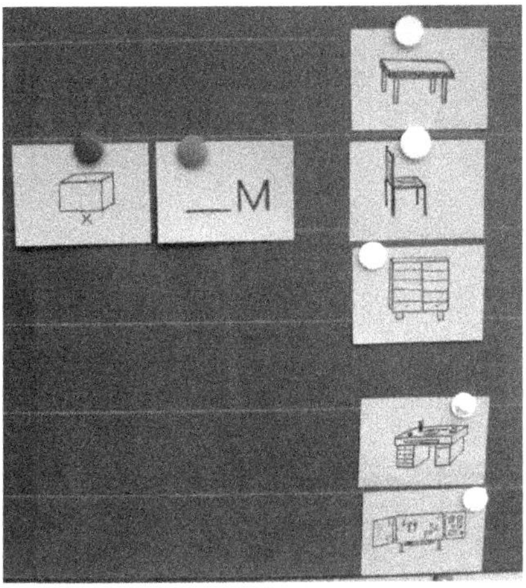

Abb. 53: Dativplakat

Sprechweise des Therapeuten: Die Artikel der Verstecke („die Tafel / unter der Tafel“, „die Kiste / unter der Kiste“) werden besonders betont ausgesprochen.
Ausschalten sprachlicher Ablenker: Die Kasusarbeit beschränkt sich auf bestimmte Artikel, und dies in reinen Dativkontexten.

77 Zwei hungrige Hunde

Rahmenthema: Bello und Hugo, die zwei Hunde
Format: Geschichte, **Dauer:** +/-40‘, **Modalität:** Rez. und Pro.
Zielsetzung: Dativmarkierung mit Genusvariation in PP
Sprachmaterial: PP: unter der Tafel, unter der Kiste, unter der Decke
Material: Tweety (oder ein anderes Plüschtier), Bello, Hugo, Ohrenklappen, zwei kleine Körbe, Lebensmittel, Möbel oder sonstige Gegenstände (weiblich): zwei Tafeln, zwei Kisten, zwei Decken
Setting: Stuhlkreis

Aufgabe: Die beiden Häuser werden dieses Mal ausschließlich mit Möbeln und sonstigen Gegenständen, die einen weiblichen Genus aufweisen, errichtet.
Handlungsrahmen: Die Lebensmittel beider Hunde, Bello (B) und Hugo (H), werden in der Nacht von Mika versteckt. Am Morgen helfen die Kinder beim Suchen:

B: Wo ist der Knochen?
K: Unter der Tafel. (zeigt)
H: Wo ist der Knochen. Könnt ihr lauter sprechen? Ihr wisst doch, dass ich nicht gut hören kann!
K: Unter dem Tisch. (zeigt)

Die beiden Hunde sammeln ihre Lebensmittel ein.

Auch dieses Mal erscheint Mika (M) kurz später an der Tür, lässt sich von den merkwürdigen Ereignissen berichten und fragt nach:

M: Wo lag der Knochen? Wo lag der Apfel?
K: Unter der Tafel. Unter der Kiste.

Die Kinder übernehmen anschließend die Rolle der beiden Hunde.

78 Bellos verrückte Haus-Party feiern

Rahmenthema: Bello und Hugo, die zwei Hunde
Format: Verrücktes Haus, **Dauer:** +/-40', **Modalität:** Rez. und Pro.
Zielsetzung: Dativmarkierung mit Genusvariation in PP
Sprachmaterial: PP: unter der Tafel, auf der Kiste, unter der Decke, in dem Schrank, unter dem Pult
Material: Tweety (oder ein anderes Plüschtier), Bello, Hugo, Lebensmittel, Möbel, „verrückte" Gegenstände: die Schnecke, der Elefant, das Segelboot, das Flugzeug
Setting: Stuhlkreis um das „verrückte" Haus

Handlungsrahmen: Aus den Möbeln und sonstigen Gegenständen der letzten Aktivitäten wird ein „typisches" Haus zusammengestellt, mit Möbeln und Gegenständen, die unterschiedlichen Genus haben. Am Abend wird Party gefeiert.

Zu diesem Zweck wird laute Musik gespielt und das Haus mit einem Leintuch verdeckt. Die Kinder legen den Kopf auf den Schoß und schlafen. T stellt währenddessen einige kuriose Sachen ins Haus bzw. einige der vorhandenen Gegenstände im Haus an den falschen Platz. Die Kinder erwachen und stellen fest, dass während der Party einiges in Unordnung gebracht wurde:

Das Flugzeug steht in dem (im) Kühlschrank.
Das Segelboot steht auf dem Kleiderschrank.
Die Schnecke liegt unter der Decke.

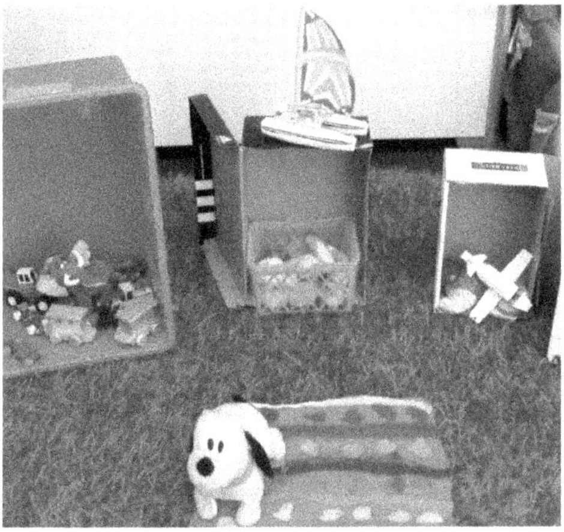

Abb. 54: „Was steht am falschen Platz?"

In einer zweiten Sequenz wird das Haus aufgeräumt:

Wo steht das Flugzeug jetzt?
Auf dem Flughafen. (irgendwo im Zimmer auf dem Boden)
Wo steht das Segelboot jetzt?
Im Wasser. (irgendwo im Zimmer auf einem Teppich)
Wo liegt die Schnecke jetzt?
In der Wiese. (irgendwo im Zimmer auf einem Tisch)

Gespräche: Im Mittelpunkt steht – wie bereits erwähnt – die Markierung „dem". Anstelle von „dem" muss „manchmal" „der" gesagt werden. Dieser Hinweis reicht für die meisten Kinder aus. Nach einiger Zeit wenden sie aus eigener Erfahrung beide Formen mehr oder weniger korrekt an.

79 Bellos Ausflug

Rahmenthema: Bello und Hugo, die zwei Hunde
Format: Sortieren, **Dauer:** +/-40', **Modalität:** Rez. und Pro.
Zielsetzung: Dativmarkierung mit Genusvariation in NP
Sprachmaterial: NP: dem Hasen, der Schlange, dem Schwein
Material: Bello, Hugo, andere Plüschtiere (mit unterschiedlichem Genus), Fahrkarten, Spielfiguren (Tiere) (mit unterschiedlichem Genus), Lebensmittel, Korb
Setting: Stuhlkreis

Aufgabe: Die Kinder malen Fahrkarten (auf den Fahrkarten befindet sich immer ein Bild des Besitzers, in diesem Fall eines Tieres) und stellen einen Tierpark zusammen.

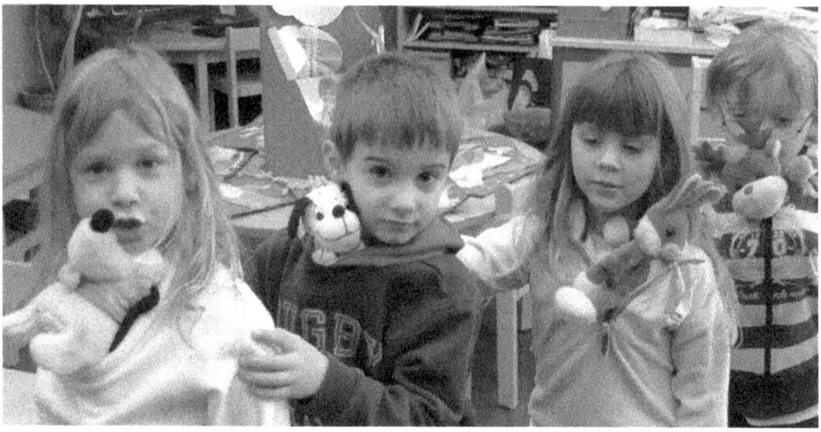

Abb. 55: Die Tiere fahren mit dem Zug

Handlungsrahmen: Bello und Hugo laden ihre Freunde, die Plüschtiere, zu einem „Geburtstagsausflug" ein. Jedes Kind nimmt ein Plüschtier und übernimmt so dessen Rolle. Die beiden Hunde sind die Lokomotiven des Zuges (der hintere fasst den vorderen mit einer Hand an der Schulter) und fahren in den Bahnhof ein (Stuhlkreis). Bello gibt Hugo jeweils eine Fahrkarte (auf der immer ein Tier gemalt ist):

Bello: Wem gibst du die Fahrkarte?
Hugo: Dem Hasen

Sobald die Tiere ihre Fahrkarten erhalten haben, dürfen sie in den Zug einsteigen. Die Kinder stecken ihr Plüschtier in den Pulli (nur der Kopf ist noch zu sehen) und fassen sich an den Schultern. In der Einzeltherapie wird ein „Spielzeug" oder einfach ein größerer Lastwagen oder Bus genommen.

Der Zug fährt in den Tierpark. Dieser besteht aus Spielfiguren (Tiere). Bello hat einen Korb mit Lebensmitteln mitgebracht. Die Tiere sollen gefüttert werden, allerdings soll jedes Tier nur ein Lebensmittel bekommen. Bello teilt die Esswaren aus und fragt das jeweilige Plüschtier (Kind), wen es füttert:

Bello: Wem gibst du die Möhre?
K: Dem Hasen.

Dann werden die Tiere gefüttert. Bevor es mit dem Zug nach Hause geht, werden die Fahrkarten, die Bello in einer Geldbörse eingesammelt und aufbewahrt hat, erneut ausgeteilt:

Bello: Wem gibst du die Fahrkarte?
Hugo: Dem Hasen.

Die Rollen werden mehrmals getauscht. Es können auch noch weitere Gegenstände während des Ausfluges verteilt werden, wie Lebensmittel, die Bello und seine Freunde selbst essen, oder Spielsachen, damit es im Zug nicht langweilig wird.
Gespräche/wahrnehmbare Strukturen: Mit Verweis aufs Dativplakat werden die Realisationen der Kinder reflektiert. Tauchen weibliche Nomen auf, wird darauf verwiesen, dass in einigen Fällen nicht „dem", sondern „der" gesagt wird: „Wem gibst du die Fahrkarte?" „Der Schlange."

80 Bellos Geburtstagsspiele

Rahmenthema: Bello und Hugo, die zwei Hunde
Format: Ballspiel, **Dauer:** +/-40', **Modalität:** Rez. und Pro.
Zielsetzung: Dativmarkierung mit Genusvariation in NP
Sprachmaterial: NP: dem Hasen, der Schlange, dem Schwein
Material: Bello, Hugo, andere Plüschtiere (mit unterschiedlichem Genus)
Setting: Stuhlkreis

Aufgabe: Die Kinder verraten ihre Lieblingsspiele. Diese werden – wenn möglich – im Anschluss an die Therapieeinheit ausprobiert.
Handlungsrahmen: Eine Party ohne Partyspiele ist nicht cool! Bello und Hugo mögen Ballspiele. Die Kinder (stecken die Plüschtiere in ihren Pulli oder stellen diese neben sich auf den Boden) bilden einen Kreis, Bello (B) stellt sich in dessen Mitte. In der Einzeltherapie bilden die Plüschtiere den Kreis. Kind und T übernehmen in dem Fall jedes Mal die Rolle der verschiedenen Plüschtiere.

Vor dem Rollen oder Werfen muss das Kind in der Mitte sagen, wem es den Ball zuspielt, damit sich dieses darauf einstellen kann:

T: Wem rollst du den Ball zu?
B: Dem Hasen.
T: Wem wirfst du den Ball zu?
B: Der Schlange.

Das Spiel wird nach einiger Zeit mit zwei oder gar drei Bällen gespielt.

In einer nächsten Phase steht niemand in der Mitte. Sobald ein Kind den Ball gepasst hat, läuft es diesem hinterher:

T: Wem (wirfst du den Ball zu)?
K: Dem Hasen. (passt und läuft hinter den Hasen)
T: Hase, wem wirfst du den Ball zu?
K: Der Schlange. (passt und läuft hinter die Schlange)

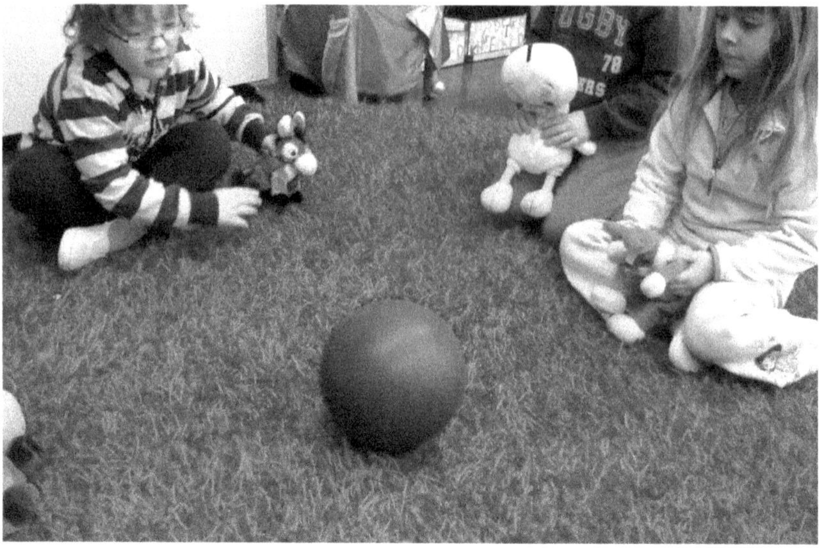

Abb. 56: „Wem rollst du den Ball zu?"

Noch lustiger wird das Spiel, wenn der Name des Tieres laut geschrieen wird. Und der Ball soll immer schneller gepasst werden!

Als Abschluss werden dem Kind, welches gerade den Ball hat, die Augen verbunden, ehe es werfen / rollen darf. Es muss dann im Voraus sagen, wem es den Ball passt. Noch schwieriger wird es, wenn Bello ihm sagt, wem es den Ball passen muss: „Dem Hasen!" Bekommt der Hase wirklich den Ball?

Zilly, die Zauberin (Einheiten 81–85)

81 Zilly, die Zauberin

Rahmenthema: Zilly, die Zauberin
Format: Geschichte, **Dauer:** +/-40', **Modalität:** Rez. und Pro.
Zielsetzung: Kontrastierung zwischen Akkusativ- und Dativmarkierung mit Genusvariation in PP
Sprachmaterial: PP: auf den Sessel, auf dem Sessel
Material: Buch („Zilly, die Zauberin", Korky / Valerie 2016)
Setting: Stuhlkreis

Aufgabe: Zingaro, die schwarze Katze, legt sich im Laufe der Geschichte immer irgendwo in den Weg. Und weil das ganze Haus der Zauberin Zilly genauso schwarz ist wie die Katze selbst, stolpert Zilly des Öfteren über diese. Die Kinder sollen beim Zuhören und beim Betrachten der Bilder darauf achten, wo sich Zingaro überall hinlegt.
Handlungsrahmen: Zilly, die Zauberin, und Zingaro, die schwarze Katze, wohnen in einem ganz schwarzen Haus. In dieser ersten Phase wird das Buch erzählt. Zingaro legt sich immer wieder irgendwo hin, um zu schlafen:

> Zingaro springt / auf den Sessel / auf den Teppich / auf die Treppe / auf das Bett.
> Zingaro liegt / auf dem Sessel / auf dem Teppich / auf der Treppe / auf dem Bett.

Zilly, die Zauberin, sieht Zingaro nicht, weil die Katze genauso schwarz ist wie das ganze Haus. Zilly fällt immer wieder über die Katze und verzaubert deshalb im Laufe des Buches das Aussehen der Katze:

> Zick, zack, zuck, du bist grün!
> Zick, zack, zuck, du bist farbig!

Zum Schluss ist Zingaro wieder schwarz, das Haus hingegen wunderschön farbig.

Die Kinder übernehmen anschließend die Rolle des Erzählers. T stellt die entsprechenden Fragen: „Wohin springt Zingaro?“ „Wo liegt Zingaro?“
Wahrnehmbare Strukturen: Akkusativ- und Dativplakat stellen den Bezugsrahmen von kurzen reflexiven Gesprächen dar. Zu diesem Therapiezeitpunkt könnte der schnelle Wechsel zwischen Akkusativ- und Dativkontext zu Schwierigkeiten führen. Die Überlegungen hängen demnach damit zusammen, ob die Frage „Wo?“ oder „Wohin?“ gestellt wird, respektiv ob eine Bewegung, das Dynamische, im Vordergrund steht oder das „Stillliegen“, das Statische.

82 Rollenspiel

Rahmenthema: Zilly, die Zauberin
Format: Rollenspiel, **Dauer:** +/-40‘, **Modalität:** Rez. und Pro.
Zielsetzung: Kontrastierung zwischen Akkusativ- und Dativmarkierung mit Genusvariation in PP
Sprachmaterial: PP: auf den Sessel, auf dem Sessel

Material: Buch, Zauberstab, schwarze Katze als Plüschtier, einige Stühle und Tische, und eventuell eine schwarze Decke, ein schwarzes Leintuch oder schwarze Tücher.
Setting: Stuhlkreis

Aufgabe: Zillys Haus wird errichtet. Im Mittelpunkt stehen die verschiedenen Stellen, wo Zilly über Zingaro stolpert. Der Sessel kann z.B. durch einen Stuhl dargestellt werden, die Treppe durch einen kleinen Tisch und einen Stuhl, das Bett durch eine Decke, die auf dem Boden liegt. Schwarze Kissen, Leintücher oder Decken können das „Haus" wie im Buch aussehen lassen.
Handlungsrahmen: T übernimmt die Rolle des Erzählers, zwei Kinder die Rolle der Zauberin (bekommt einen Zauberstab) und der Katze (bekommt das Plüschtier). Vor jeder neuen „Bewegung" der Katze, und ehe das entsprechende Bild im Buch gezeigt wird, fragt T die Kinder:

T: Wohin springt Zingaro?
K: Auf den Sessel.

Nachdem es sich Zingaro an ihrem neuen Ort bequem gemacht hat, fragt T nach:

T: Wo liegt Zingaro jetzt?
K: Auf dem Sessel.

Zwischendurch hört man die zaubernde Zilly:

Zick, zack, zuck, du bist grün!

83 Bingo: Wo liegt Zingaro?

Rahmenthema: Zilly, die Zauberin
Format: Collage/Bingo, **Dauer:** +/-45', **Modalität:** Rez. und Pro.
Zielsetzung: Kontrastierung zwischen Akkusativ- und Dativmarkierung mit Genusvariation in PP
Sprachmaterial: PP: auf den Sessel, auf dem Sessel
Material: Buch, Kopien des Buches, A3- und A4-Blätter, Schere und Klebstoff
Setting: Die Kinder sitzen an einem Tisch.

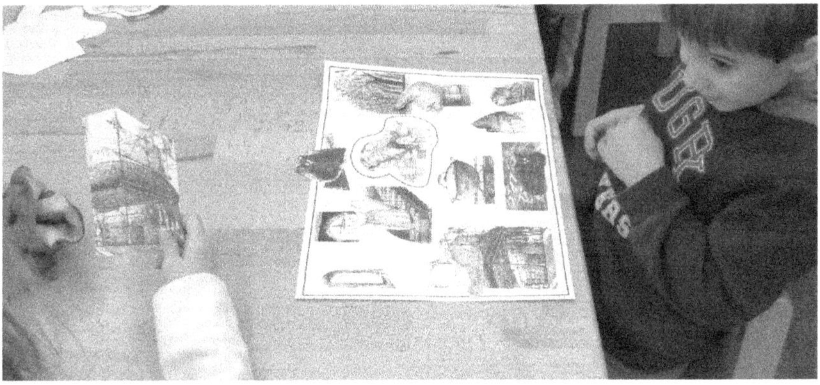

Abb. 57: „Wo liegt Zingaro?" „Auf dem Bett."

Aufgabe: Kopien des Buches werden dazu verwendet, um die einzelnen Orte, an denen Zilly über Zingaro stolpert, auszuschneiden und zu einer größeren Collage zusammenzustellen. Es werden weitere Orte gesucht, wo sich Zingaro hinlegen könnte (auch wenn Zingaro dies im Buch nicht tut): auf die Mülltonne, auf den Lüster, auf die Fensterbank.
Handlungsrahmen: Die Kinder stellen zehn bis zwölf Orte zusammen, an denen Zingaro schlafen könnte. Die einzelnen Bilder werden dann auf einem A3-Blatt zu einer Collage zusammengefügt:

Wohin legst du den Lüster?
Wo ist die Treppe?

Zingaro wird dann auch sechsmal ausgeschnitten. Die 6 Katzen werden auf ein A4-Blatt geklebt.
Die neuen Bilder, d. h. die größere Collage und die sechs Katzen, werden für jedes Kind kopiert. Diese schneiden ihre sechs Katzen aus und legen sie auf einen beliebigen Ort auf dem großen A3-Bild (Abb. 57).

T: Wohin legst du Zingaro?
K: Auf den Lüster / die Mülltonne / das Bett.
T: Wo liegt Zingaro?
K: Auf dem Lüster / der Mülltonne / dem Bett..

T schneidet zur gleichen Zeit die verschiedenen Orte des A3-Blattes aus und legt sie verdeckt auf einen Tisch. Das Spiel kann beginnen. Der Reihe nach wird ein Ort umgedreht, jedoch nicht den Mitspielern gezeigt, und benannt (Abb. 57):

T: Wo liegt Zingaro?
K: Auf dem Lüster.

Befindet sich Zingaro auf dem Lüster, kann die Katze vom Bild genommen werden. Gewonnen hat das Kind, bei dem keine Katze mehr auf dem Bild liegt (also alle Katzen weggenommen wurden). In der Einzeltherapie decken Kind und T abwechselnd einen Ort auf.

84 Wem gehört dieses Kleidungsstück?

Rahmenthema: Zilly, die Zauberin
Format: Zuordnung, **Dauer:** +/-40', **Modalität:** Rez. und Pro.
Zielsetzung: Kontrastierung zwischen Akkusativ- und Dativmarkierung mit Genusvariation in PP und NP
Sprachmaterial: NP: der Zauberin, dem Gärtner, dem Mädchen PP: auf den Kopf, auf dem Kopf
Material: Buch („Zilly, die Zauberin"), Kopien (oder gemalte Bilder) der Zauberin und z.B. eines Gärtners und eines Mädchens (oder von sonstigen Figuren mit männlichem bzw. sächlichem Artikel), Schere
Setting: Stuhlkreis vor der Tafel

Aufgabe: Die Kleider Zingaros und beispielsweise eines Gärtners und eines kleinen Mädchens werden gemeinsam auf Kärtchen gemalt. Die Kinder probieren an der Tafel aus und versuchen sich zu einigen: Wie sieht der Pullover des Mädchens aus? Welche Hose hat der Gärtner?

Man kann auch drei größere Figuren aus Zeitschriften ausschneiden und sie dann in ihre Einzelteile „zerlegen".

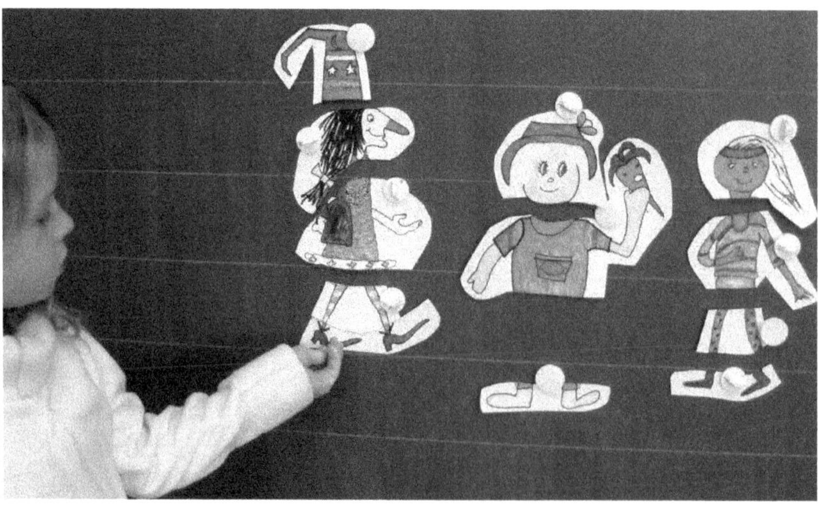

Abb. 58: „Wem gehören die Schuhe?" „Der Zauberin!"

Handlungsrahmen: Ein kleines Mädchen und ein Gärtner wollen die Zauberin Zilly besuchen. An die Tafel hat T die drei Köpfe gemalt. T hat die restlichen Körperteile bzw. Kleider ausgeschnitten: den Pullover, die Hose, die Schuhe, die Hände, den Hut bzw. die Mütze. Die Bilder liegen verdeckt in der Mitte des Kreises. Eins nach dem anderen wird umgedreht:

Wem gehört der Hut? Bzw.: Und?
Der Zauberin. Bzw.: Der Hut gehört der Zauberin.
Wohin hängst du den Hut? Bzw.: Was machst du?
Auf den Kopf. Ich hänge den Hut auf den Kopf.

Auf dem „Chefstuhl" kommentiert ein Kind das Resultat:

Der Hut gehört der Zauberin. Korrekt!
Der Hut befindet sich auf dem Kopf. O.K.!

Mögliche zusätzliche Übungen:

- Die Kinder schließen ihre Augen. Zwei Kleidungsstücke werden vertauscht: „Die Hosen sind falsch. Die farbige Hose gehört der Zauberin. Die grüne Hose gehört dem Gärtner."
- Ein neues Kleidungsstück erscheint: „Der Mantel gehört dem Weihnachtsmann."
- Ein Kleidungsstück verschwindet: „Die Mütze ist fort. Sie gehört dem Mädchen."

Kürzeste Zielstruktur: Progressiv werden komplette Sätze vom Kind erwartet. Diese evoziert man am besten durch allgemeine Impulse („Was machst du?") und nicht durch präzise Fragen („Wohin hängst du den Pullover?") (*Kontrolle der Redebeiträge*).

85 Würfelspiel

Rahmenthema: Zilly, die Zauberin
Format: Würfelspiel, **Dauer:** +/-40', **Modalität:** Rez. und Pro.
Zielsetzung: Kontrastierung zwischen Akkusativ- und Dativmarkierung mit Genusvariation in PP
Sprachmaterial: PP: auf den Sessel, auf dem Sessel
Material: Buch („Zilly, die Zauberin")
Setting: Stuhlkreis vor der Tafel

Aufgabe: Anhand eines Würfelspiels werden die 3 Figuren (Akt. 84) zusammengestellt. Die Gestaltung und die Regeln des Spiels werden gemeinsam mit den Kindern überlegt (im Folgenden einige Beispiele).
Handlungsrahmen: Die Kleidungsstücke der drei Figuren (Zilly, Mädchen und Gärtner, Akt. 84) werden unter den Kindern verteilt. Diese legen die Bilder vor sich auf den Boden, mit jeweils einer Zahl zwischen 1 und 6. Der Reihe nach wird gewürfelt und das gewürfelte Bild (oder eins der Bilder mit der entsprechenden Zahl) genommen:

Ich habe den Hut. Ich gebe der Zauberin den Hut.

Erst wenn der „Chef" auf dem „Chefstuhl" sein Einverständnis gibt, darf das Kind sein Bild an die Tafel hängen. Der „Chef" kommentiert:

Der Hut gehört der Zauberin!

Gewonnen hat das Kind, dessen Bilder zuerst an der Tafel hängen. In der Einzeltherapie werden die Bilder zwischen dem Kind und T aufgeteilt. Hängen alle Bilder an der Tafel, werden diese umgedreht, sodass man die Zahlen sehen kann. Nach dem Würfeln wird dieses Mal eines der Bilder mit der gewürfelten Zahl ausgewählt.

Ich nehme den Hut. Der Hut gehört der Zauberin.

Erst dann darf das Kind das entsprechende Bild nehmen und zeigen.

Chef: Korrekt: Du darfst den Hut nehmen. Er gehört (wirklich) der Zauberin.

Das Kind, welches zum Schluss die meisten Bilder hat, gewinnt das Spiel.

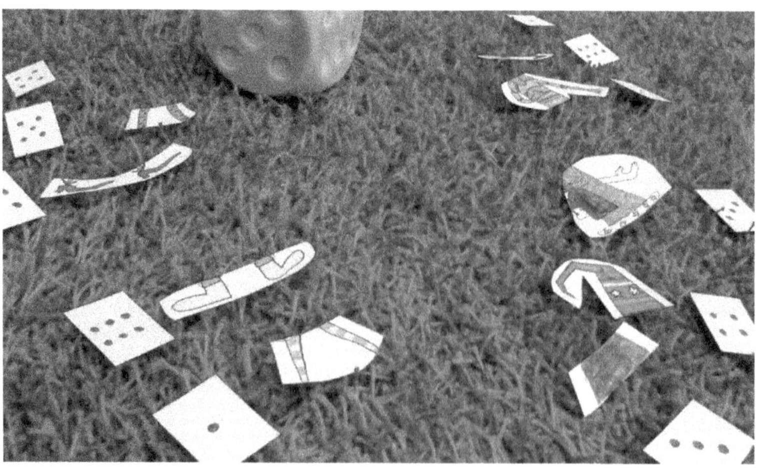

Abb. 59: „Ich gebe der Zauberin den Hut."

Literatur

Amorosa, H., Noterdaeme, M. (2002): Effektivität der Behandlung von Kindern mit ausgeprägten Sprachentwicklungsstörungen. In: Suchodoletz, W. von (Hrsg.), 70–82

Baumgartner, S. (2008): Kindersprachtherapie. Eine integrative Grundlegung. Ernst Reinhardt, München

Baumgartner, S., Füssenich, I. (Hrsg.) (2002): Sprachtherapie mit Kindern. 5. Aufl., Ernst Reinhardt, München

Berg, M. (2018): Kontextoptimierung im Unterricht. 3., überarb. Aufl., Ernst Reinhardt, München

Berg, M. (2007): Kontextoptimierte Förderung des Nebensatzerwerbs bei spracherwerbsgestörten Kindern. Shaker, Aachen

Berg, M. (2006): Sprachbewusste Elemente in der Therapie grammatischer Störungen. In: Bahr, R., Iven, Cl. (Hrsg.): Sprache, Emotion, Bewusstheit. Schulz-Kirchner, Idstein, 334–338

Bialystok, E. (1991): Metalinguistic Dimensions of Bilingual Language Proficiency. In: Bialystok, E. (Hrsg.): Language Processing in Bilingual Children. Cambridge University Press, Cambridge, 113–140

Buttaroni, S. (2003): Mehrsprachigkeit im Kindergarten: Überforderungen und Unterforderungen. In: Österreichische Gesellschaft für Sprachheilpädagogik (Hrsg.): Sprache(n) lernen. Edition von Freisleben, Wien, 17–24

Caprez-Krompàk, E. (2007): Die Bedeutung der Erstsprache im Integrationsprozess. terra cognita 10, 72–75

Clahsen, H. (1986): Die Profilanalyse. Ein linguistisches Verfahren für die Sprachdiagnose im Vorschulalter. Marhold, Berlin

Cummins, J. (2001): Bilingual Children's Mother Tongue: Why is it Important for Education? Sprogforum 19, 15–20

Dannenbauer, F. M. (2005): Kontextoptimierung: Die neue Wunderwaffe in der Dysgrammatismustherapie? Die Sprachheilarbeit 1, 20–25

Dannenbauer, F. M. (2002 a): Spezifische Sprachentwicklungsstörung im Jugendalter. Die Sprachheilarbeit 1, 10–17

Dannenbauer, F. M. (2002 b): Grammatik. In: Baumgartner, S., Füssenich, I. (Hrsg.), Sprachtherapie mit Kindern. 5. Aufl., Ernst Reinhardt, München, 105–161

Dannenbauer, F. M. (1998): Zum Zusammenhang von sprachheilpädagogischem Unterricht und sprachlicher Individualtherapie. Die Sprachheilarbeit 2, 90–94

Diehl, E. (2000): Theorien zum Zweitspracherwerb: Standortbestimmung des DiGS-Projektes. In: Diehl, E., Helen, Chr., Leuenberger, S., Pelvat, I., Studer, Th. (Hrsg.): Grammatikunterricht: Alles für der Katz? Untersuchungen zum Zweitspracherwerb Deutsch. Max Niemeyer, Tübingen, 25–52

Füssenich, I. (2002): Semantik. In: Baumgartner, S., Füssenich, I. (Hrsg.), Sprachtherapie mit Kindern. 5. Aufl., Ernst Reinhardt, München, 63–105

Glogowska, M., Roustone, S., Enderby, P., Peters, T. J. (2000): Randomised Controlled Trial of Community Based Speech and Language Therapy in Preschool Children. Online-Ausgabe des British Medical Journal, Oktober 2000. In: http://findarticles.com/p/articles/mi_m0999/is_7266_321/ai_66881253/?tag=content;col1, 29.4.2011

Grimm, H. (2005): Diagnose sprachlicher Entwicklungsstörungen im Vorschulalter: Was wird wann und warum diagnostiziert? In: Arnoldy, P., Traub, B. (Hrsg.): Sprachentwicklungsstörungen früh erkennen und behandeln. Von Loeper, Karlsruhe, 105–122

Günther, Br., Günther, H. (2004): Erstsprache und Zweitsprache. Beltz, Weinheim/Basel

Hansen, D. (1994): Zur Wirksamkeit und Effizienz einer psycholinguistisch begründeten Methode der Sprachtherapie bei kindlichem Dysgrammatismus. Sprache – Stimme – Gehör 1, 29–37

Heintze, A. (2002): Handreichung zur Didaktik und Methodik eines zweisprachigen Fachunterrichts im Rahmen der zweisprachigen deutsch-türkischen Erziehung. Landesinstitut für Schulen und Medien, Berlin

Iven, Cl. (2007): Früh genug – aber wie? Das dbs-Symposium 2007. Die Sprachheilarbeit 2, 79–80

Jampert, K. (2002): Schlüsselsituation Sprache. Spracherwerb im Kindergarten unter besonderer Berücksichtigung des Spracherwerbs bei mehrsprachigen Kindern. Opladen, Leske/Budrich

Jungmann, T. (2007): Frühförderung unter entwicklungspsychologischer Perspektive. In: Schöler, H., Welling, A. (Hrsg.): Sonderpädagogik der Sprache, Bd. 1, Handbuch Sonderpädagogik. Hogrefe, Göttingen, 722–745

Kany, W., Schöler, H. (2007): Fokus: Sprachdiagnostik. Cornelsen, Berlin

Katz-Bernstein, N. (2003): Therapie aus pädagogisch-psychologischer Sicht. In: Grohnfeldt, M. (Hrsg.): Lehrbuch der Sprachheilpädagogik und Logopädie, Bd. 5: Bildung, Erziehung und Unterricht. Kohlhammer, Stuttgart, 106–126

Kauschke, Chr. (2003): Sprachtherapie bei Kindern zwischen 2 und 4 Jahren – ein Überblick über Ansätze und Methoden. In: Langen-Müller, U. de, Iven, Cl., Maihack, V. (Hrsg.): Früh genug, zu früh, zu spät? ProLog, Köln, 152–175

Kauschke, Chr. (2000): Der Erwerb des frühkindlichen Lexikons. Gunter Narr, Tübingen

Kauschke, Chr., Siegmüller, J. (2005): Prävention – Förderung – Intervention. Die Sprachheilarbeit 50, 286–292

Kiese-Himmel, C. (1997): Sprachentwicklungsgestörte Kinder im Vorschulalter: Knapp vier Jahre später. Zeitschrift für Kinder- und Jugendpsychiatrie 2, 73–81

Klee, Th., Carson, D. K., Gavin, W., Hall, L., Kent, A., Reece, S. (1998): Concurrent and Predictive Validity of an Early Language Screening Program. Journal of Speech, Language and Hearing Research 3, 627–641

Kracht, A. (2003): Sprachtherapie und Beratung im Kontext kindlicher Mehrsprachigkeit. In: Grohnfeldt, M. (Hrsg.): Lehrbuch der Sprachheilpädagogik und Logopädie. Bd. 4. Beratung, Therapie und Rehabilitation. Kohlhammer, Stuttgart

Kracht, A. (2000): Migration und kindliche Zweisprachigkeit. Waxmann, Münster

Kracht, A., Welling, A. (1995): Migration und Zweisprachigkeit. Skizzierung eines sprachtherapeutischen Aufgabenfeldes. Die Sprachheilarbeit 1, 75–85

Langen-Müller, U. de (2005): Intervention bei Sprachentwicklungsstörungen: eine Bestandsaufnahme. Die Sprachheilarbeit 6, 270–272

Law, J., Garrett, Z., Nye, Ch. (2004): The Efficacy of Treatment for Children With Developmental Speech and Language Delay / Disorder: A Meta-Analysis. Journal of Speech, Language, and Hearing Research 4, 924–943

Leonard, L.B. (2000): Children with Specific Language Impairment. The MIT Press, Massachusetts

Liles, B. Z., Shulman, M., Bartlett, S. (1977): Judgments of Grammaticality by Normal and Language-disordered Children. Journal of Speech and Hearing Disorders 2, 199–209

List, G. (2005): Sprachliche Entwicklung, kognitions- und sozialpsychologisch wahrgenommen: Was soll gefördert werden und mit welchen Zielen? (Vortrag auf der Fachtagung „Sprache fördern – aber wie?" vom 18. Oktober 2005). In: www.mbwjk.rlp.de/fileadmin/Dateien/Downloads/Jugend/sprache_foerdern_vortrag.pdf, 22.4.2011

Locke, J. L. (1997): A Theory of Neurolinguistic Development. Brain and Language 2, 265–326

Motsch, H.-J. (2013): ESGRAF-R. Modularisierte Diagnostik grammatischer Störungen. Testmanual und DVD. 2. Aufl. Ernst Reinhardt, München

Motsch, H.-J. (2017): Kontextoptimierung. Förderung grammatischer Fähigkeiten in Therapie und Unterricht. 4., völlig überarbeitete Auflage Ernst Reinhardt, München

Motsch, H.-J. (2000): ESGRAF-Testmanual. 2. Aufl. Ernst Reinhardt, München

Motsch, H.-J., Berg, M. (2003): Therapie grammatischer Störungen – Interventionsstudie zur Kontextoptimierung. Die Sprachheilarbeit 4, 151–156

Motsch, H.-J., Riehemann, S. (2008): Effects of „Context-Optimisation" on the Acquisition of Grammatical Case in Children with Specific Language Impairment. International Journal of Language and Communication Disorders 6, 683–698

Motsch, H.-J., Schmidt, M. (2010): Interlanguage-Effekte in der Therapie spracherwerbsgestörter Kinder. Vierteljahreszeitschrift für Heilpädagogik (VHN) 2, 131–144

Motsch, H.-J., Schmidt, M. (2009): Frühtherapie grammatisch gestörter Kinder in Gruppen – Interventionsstudie in Luxemburg. Frühförderung interdisziplinär 3, 113–121

Motsch, H.-J., Seiffert, H. (2008): Therapie grammatischer Störungen in sprachtherapeutischen Phasen des Biologieunterrichts im Sekundarbereich. MitSprache 2, 39–59

Motsch, H.-J., Ziegler, D. (2004): Kontextoptimierte Förderung grammatischer Fähigkeiten im basistherapeutisch orientierten Anfangsunterricht. In: Grohnfeldt, M. (Hrsg.): Lehrbuch der Sprachheilpädagogik und Logopädie, Bd. 5. Kohlhammer, Stuttgart, 180–190

OCDE, Organisation de Coopération et de Développement Economiques (2002): Comprendre le cerveau. Vers une nouvelle science de l'apprentissage. CFC, Paris

Oxford Centre for Evidence-based Medicine: Levels of Evidence (2009). In: www.cebm.net/index.aspx?o=1025, 22.4.2011

Penner, Z. (2004): Forschung für die Praxis: Neue Wege der Intervention bei Spracherwerbsstörungen. Forum Logopädie 6, 6–13

Penner, Z. (2002): Plädoyer für eine präventive Frühintervention bei Kindern mit Spracherwerbsstörungen. In: Suchodoletz, W. von (Hrsg.), Therapie von Sprachentwicklungsstörungen – Anspruch und Realität, Kohlhammer, Stuttgart, 106–142

Penner, Z., Schmid, J. (2005): Über sprachliches Regellernen und Fördermaßnahmen: das „Kon-Lab-Programm". Die Sprachheilarbeit 6, 293–299

Pulverman, R., Hirsh-Pasek, K., Pruden, Sh., Golinkoff, R. (2006): Frühkindliche Voraussetzungen für das Erlernen von Verben. Frühförderung interdisziplinär 1, 3–13

Rescorla, L. (1989): The Language Development Survey: A Screening Tool for Delayed Language in Toddlers. Journal of Speech and Hearing Disorders 4, 587–599

Ritterfeld, U. (2007): Elternpartizipation. In: Schöler, H., Welling, A. (Hrsg.): Sonderpädagogik der Sprache, Bd. 1, Handbuch Sonderpädagogik. Hogrefe, Göttingen u.a., 922–949

Ritterfeld, U. (2000): Welchen und wie viel Input braucht das Kind. In: Grimm, H. (Hrsg.): Sprachentwicklung. Hogrefe, Göttingen u. a., 403–432

Schakib-Ekbatab, K., Roos, J., Schöler, H. (2007): EVAS, Evaluationsstudie zur Sprachförderung von Vorschulkindern. Programm „Sag' mal was – Sprachförderung für Vorschulkinder", Hochschule Heidelberg

Schmidt, M. (2021): Sprachtherapie mit mehrsprachigen Kindern. Ernst Reinhardt, München

Schmidt, M. (2018): Kinder in der Kita mehrsprachig fördern: Schritt für Schritt in die Praxis. Ernst Reinhardt, München

Schmidt, M. (2012): Gezielte Förderung lautsprachlicher Kompetenzen. Verlag modernes lernen, Dortmund

Schmidt, M. (2010): Kontextoptimierte Gruppentherapie zur Förderung früher grammatischer Fähigkeiten in der Erst- und in der Zweitsprache. Eine randomisierte Interventionsstudie. Inauguraldissertation an der Uni Köln

Schöler, H., Anzer, A., Illichmann, E. (1986): Untersuchungen zu metasprachlichen Fähigkeiten dysgrammatisch sprechender Kinder. Die Sprachheilarbeit, 31. Jg., 279–285

Schöler, H., Kany, W. (2007): Prävention. In: Grohnfeldt, M. (Hrsg.): Lexikon der Sprachtherapie. Kohlhammer, Stuttgart, 248–252

Schulte, Kl. (1974): Phonembestimmtes Manualsystem (PMS). Neckar-Verlag, Villingen-Schwenningen

Schulz, P. (2007): Verzögerte Sprachentwicklung: Zum Zusammenhang zwischen Late Talker, Late Bloomer und Spezifischer Sprachentwicklungsstörung. In: Schöler, H., Welling, A. (Hrsg.): Sonderpädagogik der Sprache, Bd. 1, Handbuch Sonderpädagogik. Hogrefe, Göttingen u. a., 178–190

Suchodoletz, W. von (2002 a): Ansprüche an eine Therapie sprachentwicklungsgestörter Kinder. In: Suchodoletz, W. von (Hrsg.), Therapie von Sprachentwicklungsstörungen – Anspruch und Realität. Kohlhammer, Stuttgart, 11–34

Suchodoletz, W. von (Hrsg.) (2002 b): Therapie von Sprachentwicklungsstörungen. Kohlhammer, Stuttgart

Szagun, G. (2007): Grammatikentwicklung. In: Schöler, H., Welling, A. (Hrsg.): Sonderpädagogik der Sprache, Bd. 1, Handbuch Sonderpädagogik. Hogrefe, Göttingen u. a.

Triarchi-Herrmann, V. (2005): Sprachförderung mehrsprachiger Kinder auf sprachheilpädagogischer Basis. In: Grohnfeldt, M., Triarchi-Herrmann, V., Wagner, L. (Hrsg.): Mehrsprachigkeit als sprachheilpädagogische Aufgabenstellung. Edition von Freisleben, Würzburg, 27–48

Tyler, A. (2005): Planning and Monitoring Intervention Programs. In: Kamhi, A., Pollock, K. (Hrsg.): Phonological Disorders in Children: Clinical Decision Making in Assessment and Intervention. Brokkes, Baltimore u. a., 123–137

Ward, S. (1999): An Investigation into the Effectiveness of an Early Intervention Method for Delayed Language Development in Young Children. International Journal of Language and Communication Disorders 3, 243–264

Wehr, S. (1994): Theorien und Forschungsergebnisse zur metasprachlichen Entwicklung. Die Sprachheilarbeit 5, 288–296

Weinert, S. (2002): Therapie bei Sprachentwicklungsstörungen: Forschung und Praxis. In: Suchodoletz, W. von (Hrsg.), Therapie von Sprachentwicklungsstörungen – Anspruch und Realität, Kohlhammer, Stuttgart, 46–69

Weinert, S. (1994): Interventionsforschung und Interventionspraxis bei dysphasisch-sprachgestörten Kindern: Psychologische Perspektiven. In: Grimm, H., Weinert, S. (Hrsg.): Intervention bei sprachgestörten Kindern. Voraussetzungen, Möglichkeiten und Grenzen. Fischer, Stuttgart, 33–58

Zollinger, B. (2004): Spracherwerbsstörungen. Grundlagen zur Früherfassung und Frühtherapie. Haupt, Bern/Stuttgart/Wien

In den Therapieeinheiten verwendete Kinderbücher und Materialien

Carle, E. (2007): Die kleine Raupe Nimmersatt. 38. Aufl. Gerstenberg, Hildesheim

Klinting, L. (1997): Kasimir backt. Oetinger, Hamburg

Korky, P., Valerie, T. (2016): Zilly, die Zauberin. 16. Aufl. Parabel, Köln

Schubi (2004): „Danke, Kim!“ – Bilderbox. Illustriert von Gertrud Dieckhoff. Schubi, Berlin

Sachregister